BEIHEFTE
ZUM
ZENTRALBLATT FÜR GEWERBEHYGIENE
UND UNFALLVERHÜTUNG

BEIHEFT 10

Herausgegeben von der Deutschen Gesellschaft für Gewerbehygiene
in Frankfurt a. M., Viktoriaallee 9
und der Deutschen Beleuchtungstechnischen Gesellschaft in Berlin

---

DIE BEDEUTUNG DER BELEUCHTUNG FÜR GESUNDHEIT UND LEISTUNGSFÄHIGKEIT

von

Oberregierungsrat Professor Dr. HOLTZMANN-Karlsruhe i. B.;
Dipl.-Ingenieur SCHNEIDER-Berlin; Professor Dr.
SCHÜTZ-Berlin; Dr. THIES-Dessau;
Dr.-Ing. BLOCH-Berlin

MIT 29 TEXTABBILDUNGEN

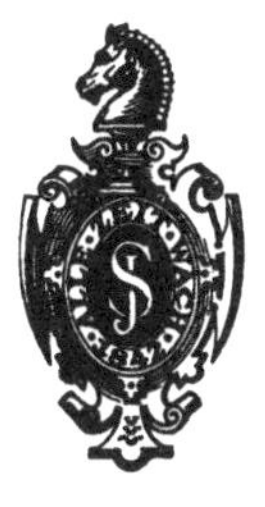

SPRINGER-VERLAG BERLIN HEIDELBERG GMBH

ISBN 978-3-662-01915-3 ISBN 978-3-662-02210-8 (eBook)
DOI 10.1007/978-3-662-02210-8

Vorwort.

Die Deutsche Gesellschaft für Gewerbehygiene hatte stets auf die große Bedeutung, die die Fragen der Beleuchtungshygiene für den Gesundheitsschutz der Berufstätigen und für die industrielle Praxis besitzen, ihr besonderes Augenmerk gerichtet. Vorstand und Arbeitsausschuß der Gesellschaft hatten daher beschlossen, die Frage der Beleuchtungshygiene als Hauptverhandlungsthema für die Tagesordnung ihrer IV. vom 29. September bis 1. Oktober 1927 in Hamburg stattgehabten Jahreshauptversammlung zu setzen. Die Deutsche Beleuchtungstechnische Gesellschaft, die ihre Jahrestagung gleichzeitig in Hamburg abhielt, hatte in sehr dankenswerter Weise mit der Leitung der Deutschen Gesellschaft für Gewerbehygiene verabredet, über das genannte Thema gemeinsam zu verhandeln. Von Vertretern der Deutschen Gesellschaft für Gewerbehygiene und der Deutschen Beleuchtungstechnischen Gesellschaft wurde die Frage der Beleuchtungshygiene in folgenden fünf Hauptreferaten verhandelt:

„Gesundheitliche Augenschädigungen durch Licht." Referent: Oberregierungsrat Prof. Dr. Holtzmann-Karlsruhe, badischer Landesgewerbearzt.

„Der Einfluß der Beleuchtung auf die Leistungsfähigkeit und die technischen Grundsätze einer richtigen Beleuchtung." Referent: Dipl.-Ingenieur Schneider-Berlin, Deutsche Beleuchtungstechnische Gesellschaft.

„Ärztlich-hygienische Grundsätze einer richtigen Beleuchtung." Referent: Prof. Dr. Schütz-Berlin, Hygienisches Institut der Universität.

„Über den derzeitigen Stand der Erforschung der Strahlenschädigung des Auges." Referent: Augenarzt Dr. Thies-Dessau.

„Die Wirksamkeit der Augenschutzgläser und ihre Kennzeichnung." Referent: Dr.-Ing. Bloch-Berlin, Deutsche Beleuchtungstechnische Gesellschaft.

Das Ergebnis dieser Ausführungen liegt zum Teil in ausführlicher Bearbeitung in dieser Schrift vor. Wir hoffen in dieser Veröffentlichung auf ein besonders wichtiges Kapitel der gewerblichen Hygiene hinzuweisen und einige Anregungen für Wissenschaft und Praxis zu vermitteln.

Frankfurt a. M., Viktoriaallee 9, im April 1928.

Deutsche Gesellschaft für Gewerbehygiene.

Die Geschäftsführung:

Dr. Eger.

Inhaltsverzeichnis.

Gesundheitliche Schädigungen des Auges durch schlechte Beleuchtung.

Von Prof. Dr. Holtzmann-Karlsruhe i. B.

Neben dem wohltuenden Einfluß auf unseren Körper kann das Licht auch Schaden bringen. Im Auge treffen die Lichtschäden denjenigen Abschnitt, der die betreffenden Strahlen hauptsächlich absorbiert.

Licht ist Wellenbewegung. Jeder Farbe kommt eine bestimmte Schwingungszahl pro Sekunde und eine Wellenlänge zu. Durch letztere wird sie im Gegensatz zum Schall charakterisiert. Zur Messung der Wellenlänge dient das metrische System nach tausendstel Millimeter (μ), neuerdings auch die Ångströmeinheit, ein $\mu = 1000$ ÅE. Rot hat 7600 ÅE, Violett 4000 ÅE. Die Strahlen dieser Wellenlänge sind die sichtbaren Strahlen. Diese allein gelangen tiefer ins Auge bis zur lichtempfindlichen Netzhaut und vermitteln das Sehen. Die Strahlen darüber und darunter, die weniger tief eindringen, kommen von anderer Seite zu besprechende Schädigungen zu.

Der Einfall der Strahlen wird reguliert durch natürliche Schutzvorrichtungen am Auge, das Irispigment, die reflektorische Pupillenveränderung und den Lidschlag. Sendet eine natürliche oder künstliche Lichtquelle, z. B. beim plötzlichen Übergang vom Dunkeln ins Helle, eine zu starke Strahlenmenge in unser Auge, ohne daß die Möglichkeit der Anpassung rasch genug gegeben ist, so tritt Blendung ein, die von sämtlichen *leuchtenden Strahlen* verursacht wird. Beeinflußt werden die Stäbchen des Auges, die Träger des für Lichtreiz sehr empfindlichen Sehpurpurs, der stark gebleicht wird. Wir erkennen zunächst nichts mehr, dann entstehen Nachbilder in verschiedenen Farben, die immer beweisen, daß man dem Auge zuviel zugemutet hat. Blendung verursacht Schmerz, der uns zwingt, das Auge abzuwenden und der ausgelöst wird durch den plötzlichen starken Kontraktionsreiz auf die Iris. Die Erscheinungen der Blendung gehen meist rasch vorüber, der Purpur regeneriert sich wieder. Schlimmer ist der Nachtblinde daran. Nachtblindheit finden wir häufiger bei anämischen, unterernährten Personen. Am nachtblinden Auge ist die Fähigkeit der Wiederherstellung des Purpurs sehr verringert, das Auge ist stäbchenblind und sieht nur mit den Zapfen, welche die Farbenempfindung vermitteln, aber durch schwachen

Lichtreiz kaum angesprochen werden. Hier kann selbst eine Viertelstunde nach dem Lichtreiz die Adaption doch nicht eingetreten sein. Sehr starke Blendungen, z. B. bei Beobachtung von Sonnenfinsternissen, haben direkte Ausbrennungen der Sehgrube, den Ort des schärfsten Sehens, durch die als Brennglas wirkende Linse zur Folge, die sich nicht oder nur langsam regenerieren. Dann geht das zentrale Sehen verloren, die Sehschärfe sinkt dauernd. Völlige Blindheit aber läßt sich höchstens durch absichtliche Blendung erzielen. Die Blendung kann direkt oder indirekt durch Reflexion von spiegelnden Flächen entstehen und ist für das Wirtschaftsleben von Bedeutung; sie führt zu schmerzhafter Augenermüdung und ist für Arbeitsräume ein sehr zu beachtender Faktor. Sie ist keine absolute Größe, sondern abhängig vom Kontrast und der Einstellung des Auges, auch von den Brechungsverhältnissen, da Übersichtige leichter geblendet werden als Normale, was durch ein Glas auszugleichen ist. Auch kann sich das Auge an eine gewisse Blendung gewöhnen. Blendung erfolgt auch durch geschlossene Lider, namentlich beim Neugeborenen mit seinen feinen dünnen Lidern, der sich nicht durch Abkehr vom Licht schützt. Daher ist hier besondere Vorsicht geboten. Eine eigene Art der Blendung ist die Schneeblindheit bei frischer Schneedecke, hervorgerufen durch Strahlen, welche die Netzhaut aus ungewohnter Richtung von unten her treffen und wogegen das Auge nicht durch die Orbita und die Hutkrempe geschützt ist. Sie ist oft noch mit anderen, durch ultraviolette Strahlen verursachte, Schäden verbunden. Zur Verhütung von Blendung und zum Ausruhen des Auges empfehlen sich Dunkelhaltung des Schlafzimmers, langsamer Übergang am Morgen, Legung der Arbeitszimmer nicht direkt nach Süden.

Ungenügende Beleuchtung nötigt das Auge mehr als die Norm von 25 bis 35 cm an den zu beobachtenden Gegenstand heranzugehen. Hierdurch wird die Konvergenzbewegung der Augen und die Akkommodation durch Veränderung der Linsenkrümmung überanstrengt, es kommt zu leichter Ermüdung, die meßbar ist am Sinken des Abschätzungsvermögens von Längenunterschieden. Die Anstrengung schwächt die Augenmuskeln, ein Auge kann abweichen und es stellt sich ein lästiges Doppelsehen ein. Dieses periodische Schielen, das durch Willensaufwand behoben wird, treffen wir gelegentlich bei Erschöpfungszuständen. Die häufigste Ursache des Schielens ist die Störung der Fusion, besonders beim Übersichtigen. Schielen wird schon in den frühesten Lebensjahren erkennbar, ohne daß Überanstrengung vorliegt. Die Überanstrengung der Augenmuskeln und Akkommodation führt zu Blutandrang nach dem Kopfe, Kopfschmerz und Bindehautkatarrh. Leicht ermüdend wirkt besonders die Fixierung eines Punktes (statische Ermüdung). Wie bei der Blendung fällt bei Ermüdung die wirtschaftliche Schädigung in die Waage, schlechte, langsame Arbeit und erhöhte Unfallgefahr sind die Folgen. Wiederholt ist die Hebung der Arbeitsleistung durch

Verbesserung der Beleuchtungsanlagen nachweisbar geglückt. Die Übermüdung des Auges wird außer durch mangelhafte Beleuchtung auch durch erhebliche Unterschiede in der Beleuchtung benachbarter Stellen oder bei zuckendem Licht verursacht, die das Auge zwingen, sich häufig umzustellen.

Der Nystagmus der Kohlenbergarbeiter, den Ohm beschreibt und der jenseits des 3. Arbeitsjahres beim Verlassen der Grube auftritt und bis zur Arbeitseinstellung führen kann, ist sicher zum Teil durch schwache Beleuchtung bedingt. Personen mit schlechtem Lichtsinn, die mangelhaft adaptieren, sind besonders disponiert. Es sprechen jedoch bestimmt noch andere Ursachen mit, wie starke ungewohnte Bewegungen und Aufwärtsrichtung des Auges, wodurch sich die Anfälle künstlich hervorrufen lassen, sowie eine allgemeine nervöse Veranlagung.

Die Kurzsichtigkeit rechne ich nicht unter die durch mangelhafte Beleuchtung erzeugten Augenleiden, wenn auch immer noch entgegengesetzte Behauptungen auftreten. Der Vorfall des Bulbus bei gebeugter Haltung soll Verlängerung des Auges zur Folge haben. Levinsohn hing Affen mit dem Kopf seitlich nach unten auf und will damit Kurzsichtigkeit erzielt haben. Kurzsichtigkeit ist aber auch ohne jede Naharbeit häufig vorhanden. Man hat die falsche Lehre der Schulmyopie auch auf die Gewerbehygiene übertragen und durch Statistiken belegen wollen. Nach den Arbeiten von Steiger u. a. wissen wir heute, daß die Kurzsichtigkeit weder durch schlechte Haltung noch durch das Schulpensum noch die Arbeitssäle verursacht wird. Auch nicht durch Tuberkulose, der durch allmähliche Einwirkung des tuberkulösen Toxins auf die hintere Hälfte des Augapfels im Sinne einer Verlängerung Einwirkung auf die Kurzsichtigkeit zugeschrieben wird (Georg Hirsch). Kurzsichtigkeit entsteht durch die erbliche Veranlagung des Auges. Ich verweise auf meine Untersuchungen an Pforzheimer Fassern und Graveuren, unter denen ich sehr viel Übersichtige fand. Die vermehrte Kurzsichtigkeit in manchen gelehrten Berufen erklärt sich dadurch, daß diesen seit Generationen der Nachwuchs aus kurzsichtigen Familien zuströmt.

Den sichtbaren Strahlen können wohl gewisse Augenschädigungen zur Last fallen, der Schwerpunkt des Schadens aber liegt auf wirtschaftlichem Gebiete durch Beeinträchtigung des Erkennens und damit der Arbeitsleistung.

Der Einfluß der Beleuchtung auf die Leistungsfähigkeit des Menschen.

Von Dipl.-Ing. L. SCHNEIDER-Berlin.

Mit 23 Textabbildungen.

Die lichttechnischen Grundbegriffe.

In der hygienischen Literatur sind mit wenigen Ausnahmen noch die zu Zeiten von Cohn üblichen Begriffe, wie Kerze und Meterkerze, in Gebrauch. Da die moderne Lichttechnik aus den damaligen wenigen Grundgrößen heraus ein neues vollständiges System von Grundbegriffen entwickelt hat, die mit den früheren nicht mehr vollkommen übereinstimmen, erschien es zweckmäßig und zum Studium der folgenden Arbeit „Der Einfluß der Beleuchtung auf die Leistungsfähigkeit des Menschen" förderlich, diese Grundbegriffe hier kurz zu entwickeln:

Lichtstrom: Die Grundlage des neuen Systems ist der Lichtstrom, die von einer Lichtquelle in den Raum ausgesandte Energie. Ihre Einheit ist das Lumen (Lm). Er ist ein Maß für die Lichtleistung der Lichtquelle und nach ihm wird sie beurteilt. Wie man also z. B. einen Motor nach seiner Leistung in Watt oder in Pferdestärken kennzeichnet, wird die Lichtleistung einer Lichtquelle in Lumen angegeben.

Lichtstärke: Die allgemeine Vorstellung einer Lichtquelle ist vielfach die eines leuchtenden Punktes, der den Lichtstrom nach allen Seiten des Raumes gleichmäßig verteilt. Dies ist ein Idealfall, der in der Praxis nicht zutrifft. Bei den praktisch gebrauchten Lichtquellen ist die Lichtstromverteilung in die einzelnen Raumteile verschieden. Diese verschiedenartige Lichtstromverteilung drückt sich in einer verschiedenen Lichtstromdichte (Raumwinkel-Lichtstromdichte) aus, die Lichtstärke genannt wird und immer mit einem Richtungsbegriff verbunden ist. Man kann also immer nur von der Lichtstärke einer Lichtquelle in einer ganz bestimmten Richtung sprechen. Die Verschiedenartigkeit der Lichtstromdichte einer Lichtquelle, also ihre nach verschiedenen Seiten hin verschiedene Lichtstärke, findet in der sogenannten Lichtverteilungskurve ihren Ausdruck. Aus ihr läßt sich der Lichtstrom einer Lichtquelle berechnen. Die Einheit der Lichtstärke ist die Hefner-Kerze (HK). Sie wird dargestellt durch die Lichtstärke der Flamme einer Hefner-Lampe von bestimmten Dimensionen in horizontaler Richtung. Die Lichtstärke ist also eine Eigenschaft der Lichtquelle oder jeder leuchtenden Fläche überhaupt.

Beleuchtungsstärke: Der von einer Lichtquelle ausgehende Lichtstrom ruft an jeder beliebigen Stelle, wo er hintrifft, eine Beleuchtungsstärke hervor. Die Beleuchtungsstärke ist das Verhältnis des auf eine Fläche auftreffenden Lichtstromes zur Größe der Fläche. Ihre Einheit ist das Lux (Lx). Die Beleuchtungsstärke von einem Lux ist z. B. dann vorhanden, wenn auf eine Fläche von 10 m² der Lichtstrom von 10 Lumen fällt. Die für die Beleuchtungsstärke früher gebräuchliche Größe war die sogenannte Meterkerze. Dieser Begriff kam auf folgende Weise zustande:

Unter der Voraussetzung, daß die Lichtquelle punktförmig ist und keinerlei reflektierende Flächen — also eine vollständig schwarze Umgebung — vorhanden sind, ist die Beleuchtungsstärke von 1 Lux auf einer kleinen Fläche dann vorhanden, wenn eine Lichtquelle mit der Lichtstärke einer Hefner-Kerze in Richtung zu der kleinen Fläche diese beleuchtet, wobei diese kleine Fläche zur Strahlungsrichtung senkrecht steht und von der Lichtquelle 1 m entfernt ist. Wie diese sehr umständliche Definition schon zeigt, sind die für die Gültigkeit dieses Gesetzes notwendigen Bedingungen sehr vielseitig und werden in der Praxis auch in den allermeisten Fällen nicht erfüllt. Sie können nur im Laboratorium einwandfrei geschaffen werden. (Dieser Umstand hauptsächlich führte zur erneuten[1] Einführung und besonderen Betonung des Lichtstromes.) Infolgedessen kommt auch der Definition der Beleuchtungsstärke aus Lichtstrom und bestrahlter Fläche, also dem Lux, die allgemeinere Bedeutung gegenüber der Meterkerze zu.

Leuchtdichte: Eine Beleuchtungsstärke ist überall, wo der Lichtstrom hintrifft, vorhanden, gleichgültig ob eine wirkliche Fläche da ist oder nur eine gedachte. Sie ist also nur an das Vorhandensein eines Lichtstromes gebunden und kann ebensowenig wie dieser wahrgenommen werden. Wahrnehmbar ist einzig und allein die durch die Beleuchtung leuchtend gemachte oder selbstleuchtende Oberfläche eines Körpers, **seine Leuchtdichte.** Wird eine Fläche beleuchtet, so wird ein Teil des auftreffenden Lichtstromes absorbiert, der übrige reflektiert und, wenn der Körper lichtdurchlässig ist, durchgelassen. Der Körper scheint dann gleichsam selbst zu leuchten. Seine Leuchtdichte ist abhängig von der Beleuchtungsstärke auf ihm und seiner Reflexion bzw. seiner Durchlässigkeit. Die Einheit der Leuchtdichte ist das Stilb (Hefner-Kerze pro Quadratzentimeter) und wird definiert als das Verhältnis der Lichtstärke der Fläche in einer bestimmten Richtung zur gesehenen

[1] Mit Lichtstrom rechnete schon Lambert: Photometria, Augsburg 1760, in der Folgezeit ist er aber wieder in Vergessenheit geraten.

Größe der Fläche in dieser Richtung. Die gesehene Größe und nicht die wirkliche Größe der Fläche ist deshalb notwendig, weil bei schrägem Aufblick auf die Fläche diese dem Auge durch die Projektion verkürzt erscheint. Die Leuchtdichte als die Grundgröße, die die unmittelbare Verbindung zwischen der Umwelt und dem Auge bildet und vom optischen Apparat des Auges auf der Netzhaut abgebildet wird, muß sich dann natürlich auf die gesehene, also bei schrägem Aufblick verkürzte Fläche beziehen. Deshalb ist auch die Leuchtdichte[1] und nicht, wie es bisher noch meistens üblich war, die Beleuchtungsstärke allen physiologischen Untersuchungen über den Zusammenhang zwischen der Beleuchtung und ihrer Wirkung auf das Auge zugrunde zu legen. Da die Einheit der Leuchtdichte eine praktisch schwer vorstellbare Größe ist, wird — wie in der folgenden Arbeit in einer Fußnote noch ausgeführt wird — eine Zwischengröße eingeführt, die einen leichten Anschluß an die Beleuchtungsstärke gestattet. Eine mit einem Lux beleuchtete, diffus reflektierende Fläche mit der Reflexion von 100% hat die Leuchtdichte von $\frac{1}{\pi} \cdot 10^{-4} = 0{,}0000318$ Stilb. Für diese Größe wird eine Zwischengröße eingeführt, die vorläufig Lux auf Weiß genannt sei. 1 Lux auf Weiß ist dann $= 0{,}0000318$ Stilb. Unter Voraussetzung diffuser Reflexion ist dann die so definierte Leuchtdichte einer Fläche in Lux auf Weiß das Produkt aus der Beleuchtungsstärke dieser Fläche und ihrer Reflexion.

Zusammenfassung. Eine Lichtquelle wird hinsichtlich ihrer Leistung nach ihrem in den gesamten Raum ausgestrahlten Lichtstrom beurteilt. So liefert z. B. eine Nitra-Lampe von 200 Watt bei 110 Volt einen Lichtstrom von 3450 Lumen. Die charakteristische Verteilung des Lichtstromes in die einzelnen Raumteile wird durch die Lichtstärke nach den verschiedenen Richtungen hin gekennzeichnet. So besitzt die obengenannte Glühlampe bei senkrechter Aufhängung in horizontaler Richtung eine Lichtstärke von 252 HK, in vertikaler Richtung nach unten eine Lichtstärke von 324 HK. Ein auf irgendeine Ebene auffallender Lichtstrom ruft dort eine Beleuchtungsstärke hervor. Man beurteilt die Beleuchtung nach der Beleuchtungsstärke auf dem Arbeitsplatze oder, wo ein solcher nicht gegeben ist, nach der mittleren Beleuchtungsstärke in einer horizontalen Ebene 1 m über dem Boden. (Man kann dagegen nicht von der Lichtstärke eines Arbeitsplatzes sprechen, da — wie oben erwähnt — die Lichtstärke eine Eigenschaft der Lichtquelle ist.) Eine leuchtende oder durch Beleuchtung leuchtend gemachte Fläche besitzt eine Leuchtdichte, die einzig und allein vom Auge wahrgenommen wird. Die Leuchtdichte beleuchteter Flächen läßt sich aus dem Reflexionsvermögen und der Beleuchtungsstärke auf der Fläche einfach berechnen.

[1] L. Schneider: Licht und Lampe 1927, S. 335.

Der Einfluß der Beleuchtung auf die Leistungsfähigkeit des Menschen.

Alle menschlichen Lebensäußerungen werden vom Lichte beeinflußt, soweit für sie die Mitwirkung des Auges erforderlich ist, da ja das Auge als Mittler der optischen Erscheinungen der Umwelt, der Beleuchtung bedarf. Demgemäß werden auch alle Arbeitsverrichtungen durch die Beleuchtung gefördert und damit die Leistungsfähigkeit des Menschen durch die Beleuchtung gesteigert. Dies erscheint uns gefühls- und verstandesmäßig als selbstverständlich. Ebenso natürlich erscheint es uns, daß die Beleuchtungsverhältnisse am Tage die für das Auge günstigsten sind, da sich der Mensch und mit ihm das Auge unter diesen Verhältnissen entwickelt hat. Schwierigkeiten treten aber sofort auf, wenn die Bedingungen einer guten Beleuchtung festgelegt werden sollen, weil die Verhältnisse bei der Tagesbeleuchtung in sehr weiten Grenzen variieren. So ändert sich z. B. die Beleuchtungsstärke zwischen 0 und 100000 Lux, die Schattigkeit zwischen starken Schatten bei Sonnenschein und klarem Himmel und vollständiger Diffusität bei bedecktem Himmel, desgleichen die Blendung und die Lichtfarbe. Hinzu kommt noch, daß das Auge an diese wechselnden Verhältnisse, die im allgemeinen allmählich ineinander übergehen, so anpassungsfähig ist, daß es schwer ist, den Zustand der höchsten Leistungsfähigkeit unmittelbar zu erkennen.

Die Leistungsfähigkeit des Menschen bei der Arbeit ist natürlich von einer Reihe von äußeren und inneren Faktoren abhängig, von denen die Beleuchtung nur einer ist. Die Kenntnis aller oder zumindest der wichtigsten Faktoren ist notwendig, damit sie bei der Untersuchung des Faktors „Beleuchtung" berücksichtigt bzw. konstant gehalten werden können. Die Bedeutung der Beleuchtung bei den einzelnen Arbeitsverrichtungen ist natürlich ganz verschieden, je nachdem an diesen Verrichtungen das Auge mehr oder weniger stark beteiligt ist. Demgemäß wird auch eine Unterteilung für die verschiedenen Arbeitsgruppen notwendig werden. Zunächst ist es aber wichtig, festzustellen, wieweit überhaupt und in welchen Grenzen die Beleuchtung die Leistungsfähigkeit beeinflussen kann. Die Haupteinflüsse erstrecken sich auf physiologische und psychologische Vorgänge, unter denen den physiologischen zunächst die höhere Bedeutung zukommt, da sie das Zwischenglied zwischen dem physikalischen Reiz und der Empfindung bilden und durch die Arbeitsweise des Auges als des für die Lichtempfindung allein maßgebenden Sinnesorgans bedingt sind. Es ist demnach die nächste Aufgabe, festzustellen, welchen Einfluß die Beleuchtung und insbesondere alles das, was wir unter der „Güte der Beleuchtung"[1]

---

[1] Teichmüller, Licht und Lampe S. 526, 1924.

verstehen, auf die Arbeitsweise des Auges hat. Die Höhe der Beleuchtungsstärke bzw. der Leuchtdichte nimmt unter diesen den Vorrang ein, da sie die Grundempfindung für eine Lichtempfindung überhaupt ist. Auch der Blendung als leistungshemmendem Faktor kommt besondere Bedeutung zu. Nach ihr folgt die Schattigkeit, die bei der Körper- und Raumwahrnehmung das reine stereoskopische Sehen je nach den Verhältnissen unterstützt oder ablöst, wobei hier schon zwischen physiologischen und psychologischen Momenten schwer zu trennen ist. Geringeres Interesse hat augenblicklich noch die Lichtfarbe, da bei dem verhältnismäßig geringen Unterschied zwischen der Farbe des künstlichen Lichtes und der des Tageslichtes, von einigen Spezialfällen abgesehen, nur ein geringer leistungssteigernder Einfluß möglich erscheint. Dabei ist die Farbe des Tageslichtes als die für die Leistungsfähigkeit des Auges günstigste angenommen, weil sich das Auge unter ihrem Einfluß entwickelt hat oder für sie geschaffen ist. Hinzu kommt noch, daß unsere Meßverfahren für die hierbei zu erwartenden geringen Leistungssteigerungen noch nicht empfindlich genug sind, um sichere Schlüsse zuzulassen, so daß zunächst die die Leistungsfähigkeit am stärksten beeinflussenden Faktoren zu untersuchen sind.

Das wichtigste Problem, das schon in den Anfängen der Lichttechnik auftaucht, ist die Frage der erforderlichen Höhe der Beleuchtungsstärke. Als einer der ersten hat wohl Cohn versucht, diese Frage durch Messung zu lösen, wobei er als Kriterium die Sehschärfeprüfung zugrunde legte. Diese und einige ähnliche Untersuchungen bildeten auf Jahrzehnte hinaus den einzigen Anhaltspunkt für die Festlegung der Höhe der Beleuchtungsstärke für verschiedene Arbeiten. Es wurde also der Verlauf der Sehschärfe in Abhängigkeit von der Beleuchtung untersucht und diejenige Beleuchtungsstärke als notwendig erachtet, bei der die Sehschärfe 1 erzielt wurde. Die bei diesen Untersuchungen ermittelten notwendigen Beleuchtungsstärken, die naturgemäß bei jeder Untersuchung anders ausfielen, bewegten sich ungefähr zwischen 10 und 50 Lux. Diese Werte konnten auch lange befriedigen in einer Zeit, in der z. B. eine Beleuchtung von 20 Lux gegenüber dem früheren durch Kerzen- oder Petroleumlampen betonten Dunkel als erheblicher Fortschritt galt. Diese Beleuchtungsstärken konnten aber in dem Augenblick nicht mehr genügen, in dem man gelernt hatte, nicht nur die Leistungsfähigkeit der Maschine zu steigern, sondern auch die Arbeitskraft des Menschen zu rationalisieren durch Schaffung der für ihn günstigsten Arbeitsbedingungen. Es zeigt sich auch in der ja nicht sehr umfangreichen lichttechnischen Literatur, daß die Anforderungen an die Höhe der Beleuchtungsstärke im Laufe der Jahre gestiegen sind. Diese Steigerung erfolgte mehr gefühlsmäßig als auf irgendwelche positiven Anhaltspunkte gestützt, denn die Ergebnisse der Sehschärfeprüfungen widersprachen den Erfahrungen der Praxis, die höhere Beleuchtungsstärken verlangte. Der Grund für diese Unstimmigkeit ist in einer Verkennung der Bedeutung der Sehschärfe zu suchen. Die Sehschärfe ist eine rein mathematische Definition für einen Spezialfall der Formenempfindlichkeit des Auges, wie später noch näher auseinandergesetzt wird. Eine Definition, die für den Ophthalmologen unbedingt notwendig ist, wenn eine Messung der Brechungsanomalien des Auges und ihrer Korrektur überhaupt möglich sein soll. Diese für den Ophthalmologen notwendige Arbeitsgröße stellt aber keine Leistungsprüfung dar; denn die Anforderungen des täglichen Lebens an die Leistungsfähigkeit des Auges sind so vielgestaltig, so sehr kompliziert und differenziert, daß demgegenüber die Erkennung eines Snellenschen Buchstabens oder eines Landoltschen Ringes, wie sie zur Sehschärfeprüfung benutzt werden, als Leistungsmesser ein Kinderspiel ist. Die Sehschärfeprüfobjekte sind ja ganz einfach geformte Gebilde, während schon die Druckbuchstaben oder gar die Schriftzüge der Handschrift wesentlich komplizierter sind. Der Kontrast der schwarzen Buchstaben mit einem Reflexionsvermögen von 2 bis 4 % zu dem weißen Papier mit einem Reflexionsvermögen von 60 bis 70 % ist beim Lesen von Druckschrift wohl auch vorhanden, bei Maschinenschrift oder gar Bleistiftschrift z. B. nicht mehr und noch viel weniger beim Betrachten aller der Erscheinungen der Umwelt, die täglich unserem Auge dargeboten werden. Aber auch abgesehen von der Einfachheit der Formen und dem günstigen Kontrast der Sehschärfezeichen ist die Sehschärfeprüfung auch deshalb keine Leistungsprüfung, weil die Zeit bei dieser Prüfung ausgeschaltet ist. Denn das zu prüfende Auge hat beliebig lange Zeit, jedes einzelne Sehschärfeprüfzeichen zu entziffern, während doch z. B. beim Lesen von Druckschrift das Auge ruckweise von Buchstabengruppe zu Buchstabengruppe, von Wort zu Wort und von Satzgruppe zu Satzgruppe fliegt, also nur eine gewisse kürzeste Zeit zum Wahrnehmen von Einzelheiten zur Verfügung hat. Um wieviel komplizierter ist noch das Wahrnehmen von Gegenständen, die mit großer Geschwindigkeit unser Gesichtsfeld durcheilen!

Den Ausweg aus diesem Dilemma suchte man mit Hilfe der Psychotechnik zu finden, ging also von einigen nicht befriedigenden einfachen physiologischen bzw. ophthalmologischen Untersuchungen über die ganze Physiologie und Psychologie hinweg mitten ins praktische Leben hinein. Denn bei der Objektspsychotechnik handelt es sich um die „praktische Anpassung der Umwelt an die Eigenart des körperseelischen Komplexes Mensch“. Die schon im größeren Umfange vorgenommenen psychotechnischen Untersuchungen über den Einfluß der Beleuchtung auf die Leistungsfähigkeit des Menschen kamen im allgemeinen zu beträchtlich höheren Beleuchtungsstärken für bestimmte Arbeitsverrichtungen. Naturgemäß hängen die Ergebnisse aller solcher Untersuchungen im großen Maße von der

Versuchsanordnung ab, und es ist nicht weiter zu verwundern, wenn solche Versuche dann manchmal Zahlen ergeben, die phantastisch hoch erscheinen, andererseits aber auch wieder zu Ergebnissen führen können, die gefühlsmäßig zu niedrig sind, ohne daß die Untersuchungen etwa falsch sind. Diese Ergebnisse erklären sich einfach daraus, daß die Versuchsanordnung entweder zu hohe Anforderungen an die Funktionen des Auges stellt oder aber, daß beim Variieren eines Faktors die übrigen in Unkenntnis ihrer Bedeutung nicht konstant gehalten wurden, wenn sich z. B. bei der Änderung der Beleuchtungsstärke die Schattigkeit ebenfalls änderte. Damit soll nicht gesagt sein, daß psychotechnische Untersuchungen zur Feststellung der erforderlichen Beleuchtungsstärke ungeeignet seien. Es wird vielmehr im Gegenteil die Psychotechnik[1] ähnlich wie die Photometrie Meßverfahren für die Lichttechnik liefern. Diese Meßverfahren werden aber erst dann befriedigende Resultate liefern, wenn die Kluft, die heute noch zwischen der ophthalmologischen Messung der Sehschärfe und der psychotechnischen Leistungsprüfung klafft, durch Physiologie und Psychologie überbrückt ist. Es soll nun im folgenden versucht werden, den physiologischen Teil dieser Brücke zu schlagen, aus der schon erwähnten Überlegung heraus, aus der der Physiologie die größere Bedeutung zukommt, schon deshalb, weil sie den ersten Schritt aus der realen Umwelt in unser Empfindungsleben darstellt.

Die Wahrnehmung eines Gegenstandes mit Hilfe des Auges wird uns durch eine Anzahl von „Grundempfindungen" des Auges vermittelt. Die allereinfachste dieser Empfindlichkeiten ist die Fähigkeit, Leuchtdichteunterschiede als solche wahrzunehmen. Ihre Höchstleistung ist die Unterschiedsempfindlichkeit. Der zweite Schritt ist die Fähigkeit, die Form von Leuchtdichteunterschieden wahrzunehmen, also z. B. die Form eines schwarzen Buchstabens auf weißem Papier, die sogenannte Formenempfindlichkeit. Zu ihr gehört als besonderer Spezialfall auch die Sehschärfe. Der dritte, sehr wichtige Faktor ist die Empfindungszeit, nämlich die Zeit, die vergeht zwischen dem Auftreffen des Reizes auf der Netzhaut und der Auslösung der Wahrnehmung im Gehirn. Erst durch das Hinzukommen der Empfindungszeit kann von einer Leistung gesprochen werden. Ihre Kombination mit der Unterschiedsempfindlichkeit ergibt die Grenzwerte oder Schwellenwerte für kurzdauernde Reize und ihre Kombination mit der Formenempfindlichkeit, die sogenannte Wahrnehmungsgeschwindigkeit, nämlich die Grenzzeit, die erforderlich ist, um einen Kontrast von einer bestimmten Form überhaupt deutlich wahrnehmen zu können. Bei der Betrachtung dieser Empfindungen und ihrer Anwendung auf die normale Arbeit unseres Auges sind normale Verhältnisse vorausgesetzt, also die für

[1] Teichmüller, Industr. Psychotechnik 2, S. 193, 1915.

den entsprechenden Fall natürliche Akkommodation und Adaptation. Denn diese beiden Vorgänge laufen natürlich und durch unseren Willen unbeeinflußbar ab, so daß ihre künstliche Änderung störende Zwangszustände hervorrufen würde und es nachträglich nur schwer möglich wäre, diesen künstlich geschaffenen Zustand auf den normalen zurückzuführen. Es sei nur an die mit künstlicher Pupille gemachten Untersuchungen von König und Brodhun über die Schwellenleuchtdichte bzw. die Unterschiedsempfindlichkeit erinnert, die erst nach beinahe 40 Jahren realisiert werden konnten, nachdem vorher verschiedentlich Versuche gemacht wurden, sie auf natürliche Pupille umzurechnen.

Die Unterschiedsempfindlichkeit gibt die Grenzwerte für die Fähigkeit, Hell-dunkel-Unterschiede wahrzunehmen. Sie ist definiert als das Verhältnis der Schwellenleuchtdichte (Δe) zur zugehörigen Adaptionsleuchtdichte (e). (Die mathematische Definition stimmt allerdings mit dem Begriff Unterschiedsempfindlichkeit nicht überein; denn wenn die Unterschiedsempfindlichkeit am größten ist, muß die gegebene mathematische Definition $\frac{\Delta e}{e}$ am kleinsten sein. Es ist daher allen im folgenden gegebenen Kurven der reziproke Wert $\frac{e}{\Delta e}$, der dem Begriff der Unterschiedsempfindlichkeit entspricht und gleichsinnig mit ihm verläuft, zugrunde gelegt.) Aus der in Abb. 1 gezeigten Kurve der Unterschiedsempfindlichkeit nach Messungen von König und Brodhun[1], umgerechnet auf Grund der Untersuchungen von Schroeder[2], geht hervor, daß die Unterschiedsempfindlichkeit bis zu einer Leuchtdichte von ungefähr 200 Lux auf Weiß[3] ansteigt, dann zwischen

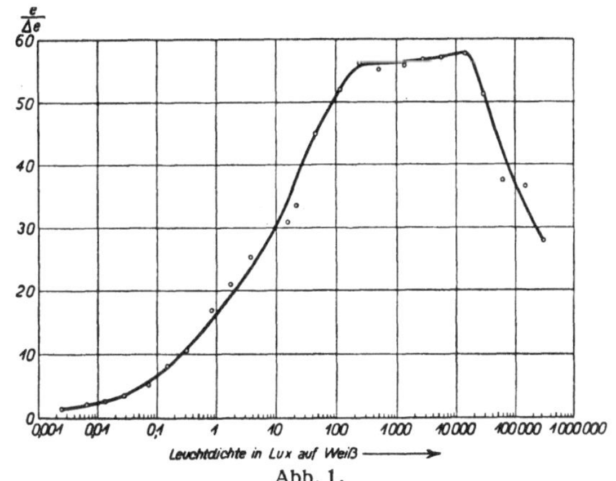

Abb. 1.

[1] König, Sitzungsber. d. Berl. Akad. d. Wiss. 1889; — Ges. Abh. z. physiol. Optik, Leipzig 1903, S. 116.

[2] Schroeder, Z. f. Sinnesphys. 57, S. 195, 1926.

[3] Um einen leichten Anschluß an die Praxis zu bewerkstelligen und umständliche Umrechnungen zu vermeiden, ist im folgenden als Leuchtdichteeinheit gemäß dem Vorschlag des Verfassers in „Licht und Lampe" 1927, S. 335—338, eine Arbeitsgröße der Leuchtdichte zugrunde gelegt, die dann vorhanden ist, wenn eine Fläche mit der Reflexion von 100%

ungefähr 200 und 20000 Lux auf Weiß konstant bleibt, um dann wieder abzufallen. Der Bereich zwischen 200 und 20000 Lux auf Weiß stellt also den für die Wahrnehmbarkeit geringster Leuchtdichteunterschiede günstigsten Leistungszustand des Auges dar. Bei höheren Leuchtdichten sinkt infolge eintretender Blendung die Unterschiedsempfindlichkeit wieder. Diese Kurve der Unterschiedsempfindlichkeit stellt naturgemäß einen Spezialfall für eine bestimmte Leuchtdichteverteilung im Gesichtsfeld dar; denn die Leuchtdichteschwelle ändert sich mit der Größe des Gesichtsfeldes und der Verteilung der Leuchtdichten im Gesichtsfelde ganz erheblich. Aus Abb. 2 ist die Abhängigkeit der absoluten untersten Schwelle von der Größe der Reizfläche bei vollständig dunkler Umgebung zu ersehen[1]. Sie zeigt, daß die Schwelle mit zunehmender Größe der Reizfläche abnimmt, also die Unterschiedsempfindlichkeit mit zunehmender Größe der Reizfläche zunimmt. Die Schwelle ist für zentrales Sehen höher als für peripheres, wobei das Netzhautbild bei der peripheren Beobachtung 60° exzentrisch lag. Neben der Größe des Netzhautbildes spielt die Verteilung der Leuchtdichte im gesamten Gesichtsfeld eine sehr beträchtliche Rolle,

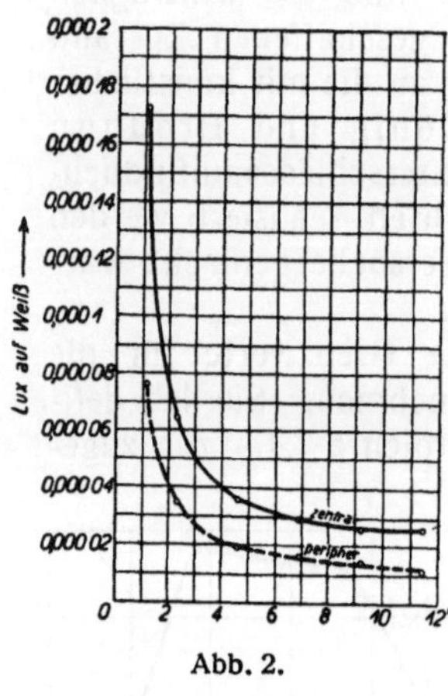

Abb. 2.

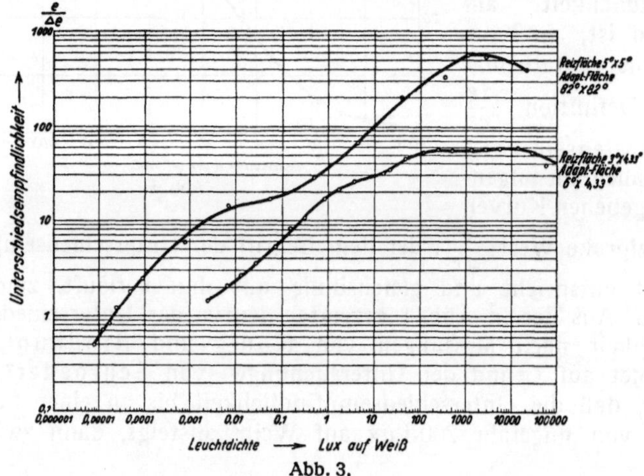

Abb. 3.

mit einem Lux beleuchtet wird. Sie sei in Anlehnung an den Brauch einiger Physiologen vorläufig „Lux auf Weiß“ genannt und ist das $\pi \cdot 10^4$fache der offiziellen Leuchtdichteeinheit HK/cm² bzw. Stilb.

[1] Borchardt, Z. f. Sinnesphysiol. 48, S. 176, 1914.

von der ja letzten Endes der Adaptationszustand abhängig ist. Aus einem Vergleich der Königschen Unterschiedsempfindlichkeitskurve mit einer von Blanchard[1] geht dies deutlich hervor (Abb. 3). Bei den Königschen Untersuchungen (untere Kurve) wurde eine Reizfläche von $3^0 \times 4{,}33^0$ und eine ebenso große Fläche für den Schwellenreiz, also eine leuchtende Fläche von insgesamt $6^0 \times 4{,}33^0$, bei vollkommen dunkler Umgebung verwandt. Blanchard (obere Kurve) dagegen verwendet eine ungefähr ebenso große Reizfläche von $5^0 \times 5^0$ nach vorheriger Adaptation auf eine Fläche von $82^0 \times 82^0$, also bei vollkommen gleicher Adaptation fast des ganzen Gesichtsfeldes. Somit war bei König eine kleine helle Fläche in vollkommen dunkler Umgebung, bei Blanchard eine ebenso große helle Fläche in gleich heller Umgebung vorhanden. Der Vergleich beider Kurven zeigt, daß in letzterem Fall, wenn also das Infeld und das Umfeld gleich hell sind, die Unterschiedsempfindlichkeit bis zehnmal so groß sein kann als bei kleinem hellen Feld in dunkler Umgebung. Diese Tatsachen werden durch Untersuchungen von Schjelderup[2] bestätigt. Die Abb. 4 gibt die Abhängigkeit der Unterschiedsempfindlichkeit des Infeldes von der Leuchtdichte des Umfeldes wieder. Die Einheit der Leuchtdichte beträgt ungefähr 20 bis 25 Lux auf Weiß, genauer konnte sie wegen unvollkommener Angaben der Meßanordnung, auch selbst nach Rückfrage beim Verfasser, nicht bestimmt werden. Die Infeldleuchtdichte betrug das 4,4fache dieser Einheit, also ungefähr 100 Lux auf Weiß, die Größe des Infeldes 1^0. Der Verlauf der Kurven der beiden Versuchspersonen zeigt übereinstimmend, daß die Unterschiedsempfindlichkeit dann am höchsten ist, wenn die Leuchtdichte des Infeldes und des Umfeldes gleich ist. Die Unterschiedsempfindlichkeit nimmt ab, wenn das Umfeld dunkler als das Infeld ist, wie im Falle Blanchard und König, und auch wenn das Umfeld heller als das Infeld ist, eine Tatsache, die bei der Beleuchtung des Operationssaales von besonderer Wichtigkeit ist. Die Unterschiedsempfind-

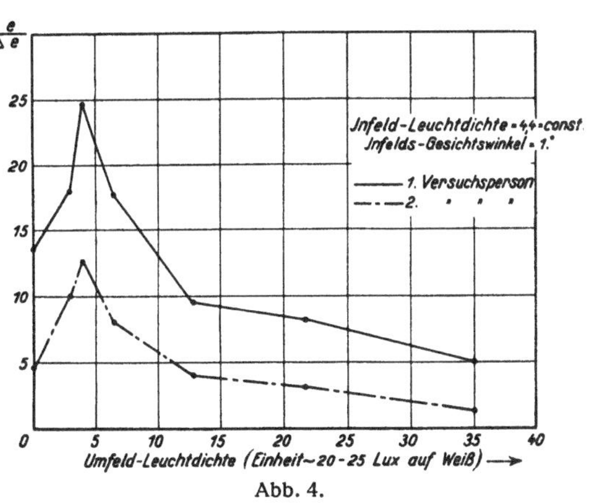

Abb. 4.

[1] Blanchard, Phys. Rev. 11, S. 81, 1918.

[2] Schjelderup, Z. f. Sinnesphysiol. 51, S. 188, 1920.

lichkeit nimmt also mit zunehmender Leuchtdichte zu, um in einem Bereich zwischen 200 und 20000 Lux auf Weiß ein Maximum zu erreichen. Sie steigt mit zunehmender Größe der Reizfläche, also des gesehenen Objektes, und ist dann am höchsten, wenn das gesamte Gesichtsfeld ungefähr gleiche Leuchtdichte wie das zu beobachtende Objekt besitzt.

Diese Untersuchungen beruhen lediglich auf der Fähigkeit, das Vorhandensein von Leuchtdichteunterschieden festzustellen, ohne daß die genaue Form dieser Kontraste bestimmt werden mußte. Die Fähigkeit, die Form der Leuchtdichteunterschiede, damit also die Gestalt der Objekte, im Gesichtsfeld in ihren Einzelheiten deutlich wahrzunehmen, sei Formen- oder Gestaltungsempfindlichkeit genannt. (Bei den Leuchtdichteunterschieden, von denen jetzt und im folgenden noch die Rede ist, ist es zunächst ganz gleichgültig, ob sie durch verschiedenes Reflexionsvermögen, verschiedene Schattigkeit oder sonst irgend etwas entstanden sind. Es wird zunächst lediglich das Netzhautbild als solches betrachtet, das sich aus Leuchtdichten verschiedener Größe und Form zusammensetzt.) Die Formenempfindlichkeit ist neben den die Unterschiedsempfindlichkeit beeinflussenden Faktoren, also der Objektgröße und der Leuchtdichteverteilung im Gesichtsfeld, von der Größe der Kontraste abhängig, und zwar ist bei größeren Kontrasten die Formenempfindlichkeit größer als bei kleineren Kontrasten, ebenso, wie sie bei größeren Objekten größer ist als bei kleineren. Dieser Umstand ist nicht allein auf die Größenausdehnung der lichtempfindlichen Elemente der Netzhaut zurückzuführen, worauf die Definition der Sehschärfe, also eines Spezialfalles der Formenempfindlichkeit, beruht. Die Sehschärfe ist ja bekanntlich folgendermaßen definiert. Die Sehschärfe 1 ist dann vorhanden, wenn zwei Punkte, die um eine Bogenminute voneinander entfernt sind, noch deutlich voneinander als getrennte Punkte unterschieden werden können. Diese Definition zeigt schon den rein optisch-geometrischen Charakter der Sehschärfe. Eine so definierte Messungsgrundlage ist unbedingt notwendig, wie oben erwähnt, um überhaupt Brechungsanomalien des Auges feststellen und korrigieren zu können. Die Abb. 5[1], die den Verlauf der Sehschärfe in Abhängigkeit von der Beleuchtung bei 6 Versuchspersonen (*A—D*, *G*, *H*) darstellt, zeigt aber, daß die Sehschärfe 1 nicht bei allen Individuen bei der gleichen Beleuchtungsstärke vorhanden ist. Sie ist vielmehr individuell verschieden und ebenso ihr Verlauf in Abhängigkeit von der Beleuchtungsstärke. Bei den praktischen Sehschärfeprüfungen ist außerdem ein annähernd bestimmter Kontrast von schwarzem Druck auf weißem Papier, also ein Kontrast von ungefähr 1 : 20 bis 1 : 30 zugrunde gelegt. Ebenso ist die Form der Prüfzeichen, seien es Snellensche

[1] Korff-Petersen, Münchner Medizin. Wochenschr. 1919.

Buchstaben, Landoltsche Ringe oder andere, ganz einfach und klar gehalten. Die in der Praxis aber vorkommenden Formen sind, wie schon erwähnt, wesentlich komplizierter und auch die auftretenden Kontraste teilweise viel geringer. So beträgt z. B. der Kontrast eines weichen Bleistiftstriches auf weißem Zeichenpapier 1 : 3,3 und der eines harten Bleistiftstriches auf weißem Zeichenpapier 1 : 1,7. Die für eine möglichst hohe Formenempfindlichkeit erforderlichen Leuchtdichten liegen je nach der Größe der Kontraste und der gesehenen Objekte häufig niedriger als die für ein Maximum der Unterschiedsempfindlichkeit erforderlichen Werte. Beim Erkennen kleiner Gegenstände jedoch, bei denen nur geringe Leuchtdichteunterschiede vorhanden sind, sind unter Umständen noch wesentlich höhere Leuchtdichten und damit Beleuchtungsstärken erforderlich, wie dies aus Untersuchungen von Ruffer[1] hervor-

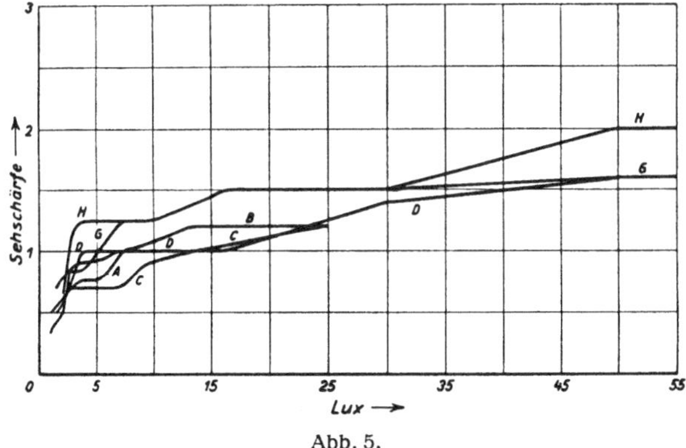

Abb. 5.

geht, wo sehr feine, in der Glühlampenfabrikation gebrauchte Wolframdrähte auf dunklem Hintergrund unterschieden werden mußten und Beleuchtungsstärken bis zu 10000 Lux noch eine Steigerung der Formenempfindlichkeit hervorriefen.

Bei der Feststellung der Unterschiedsempfindlichkeit und der Formenempfindlichkeit stand zum Erkennen der Einzelheiten beliebig lange Zeit zur Verfügung. Nun müssen im allgemeinen, besonders beim Wahrnehmen von bewegten Objekten, innerhalb sehr kurzer Zeiten eine ganze Anzahl von Eindrücken aufgenommen werden, eine Erscheinung, die eine Erschwerung des Wahrnehmungsvorganges durch Hinzutreten der Zeit darstellt. In der Tat ist auch festzustellen, daß die Empfindungszeit, d. h. die Zeit, die verstreicht vom Auftreffen des Reizes auf der Netzhaut bis zur Auslösung der Wahrnehmung, mit zunehmender Leuchtdichte abnimmt, daß also

[1] Ruffer, Licht und Lampe S. 487, 1926.

die Empfindungsgeschwindigkeit mit zunehmender Leuchtdichte steigt. Die Messung der Empfindungszeit ist naturgemäß außerordentlich schwierig. Denn es verstreicht selbstverständlich außerdem noch eine gewisse Zeit zwischen der Auslösung der Wahrnehmung und der Reaktion der Versuchsperson durch Mitteilung der vollzogenen Wahrnehmung durch ein optisches oder akustisches Zeichen. Nach einer von Fröhlich[1] angegebenen Methode zur Messung der Empfindungszeit sind die in den Abb. 6 und 7 wiedergegebenen Werte bestimmt worden. Die Abb. 6[2] zeigt den Verlauf der Empfindungszeit in Sekunden, in Abhängigkeit von der Leuchtdichte, in einem Leuchtdichtebereich von 0,002 bis 0,3 Lux auf Weiß bei parazentraler Betrachtung der Reizfläche, die eine Größe von 11′ × 2° 52′ besaß, und vollkommener Dunkeladaptation. Der Verlauf der Kurve zeigt, daß mit zunehmender Leuchtdichte der Reizfläche die Empfindungszeit abnimmt bzw. die Empfindungsgeschwindigkeit steigt. Abb. 7[3] gibt den Verlauf der Empfindungszeit bei einer größeren Reizfläche von 3,8° × 3,8°, parazentraler Beobachtung und mäßiger Helladaptation, die im übrigen nicht genau bestimmt werden konnte, wieder. Wir sehen auch hier eine Abnahme der Empfindungszeit bei Leuchtdichten der Reizfläche bis zu 40 Lux auf Weiß und damit ebenfalls eine Zunahme der Empfindungsgeschwindigkeit mit zunehmender Leuchtdichte der Reizfläche.

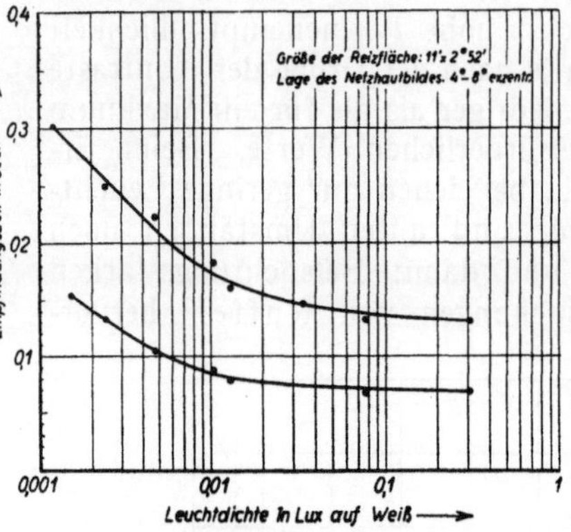

Abb. 6.

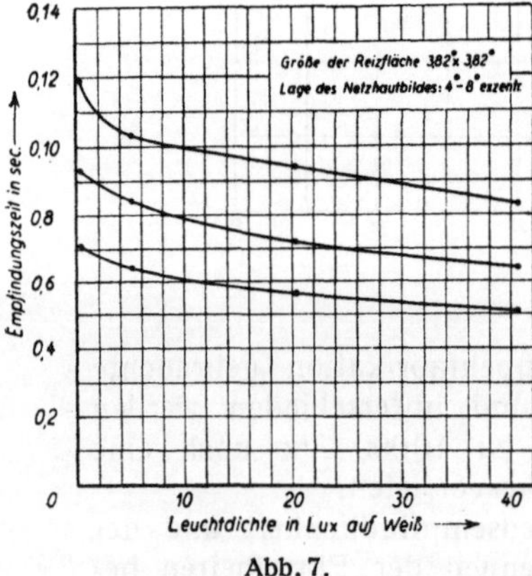

Abb. 7.

Die Kombination aus Unterschiedsempfindlichkeit und Empfindungsgeschwindigkeit ergibt die Empfindungsschwelle der Leuchtdichte für kurz dauernde Reize. Diese Schwellen geben also die Zeit an, die vorhanden sein muß, wenn eine Leuchtdichte von bestimmter Größe und Ausdehnung been noch wahrgenommen werden

[1] Fröhlich, Z. f. Sinnesphysiol. 54, S. 58, 1922.
[2] Vogelsang, Z. f. Sinnesphysiol. 58, S. 38, 1926.
[3] Fröhlich, Z. f. Sinnesphysiol. 55, S. 1, 1923.

soll, oder umgekehrt auch die Leuchtdichte, die erforderlich ist, um einen nur eine kurze, bestimmte Zeit dauernden Reiz wahrnehmen zu können. Auf diesem Gebiet ist von Gildemeister ein Meßverfahren entwickelt worden. Die Abb. 8 und 9 zeigen die Ergebnisse solcher Untersuchungen von einem seiner Mitarbeiter[1]. In Abb. 8 ist der Verlauf der erforderlichen Leuchtdichte bei kurz dauernden Reizen angegeben. Die Reizfläche war ein Kreis mit einem Durchmesser von 56 Minuten, das Umfeld dunkel, die Beobachtung erfolgte mit künstlicher Pupille. Die Leuchtdichtewerte sind nur relativ angegeben, da aus den vorhandenen Angaben die absolute Größe der bei den Untersuchungen verwendeten Leuchtdichte nicht zu ermitteln war. Diese kurz dauernden Reize können zweierlei Natur sein, entweder erscheint aus dem Dunkel plötzlich für eine kurze Zeit die Reizfläche, oder die Reizleuchtdichte ist dauernd vorhanden und wird auf eine kurze Zeit unterbrochen. Den Verlauf der ersten Art der Prüfung stellt die mit „Blitz“ bezeichnete untere Kurve, den der zweiten Art die mit „Pause“ bezeichnete obere Kurve dar. In Abb. 9 ist die erforderliche Reizdauer in Abhängigkeit von der Leuchtdichte angegeben unter sonst gleichen Bedingungen. Aus beiden Kurven ist zu ersehen, daß die für „Blitze“ erforderliche Reizdauer geringer ist als die für die „Pausen“ erforderliche, und daß die Reizdauer mit zunehmender Leuchtdichte abnimmt bzw. daß mit zunehmender Reizdauer geringere Leuchtdichten wahrnehmbar sind.

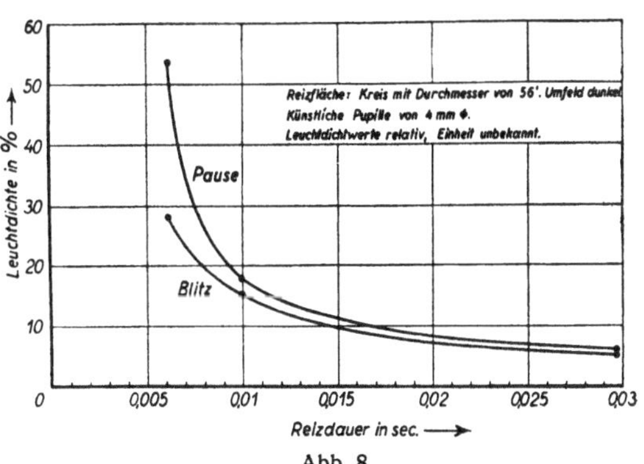

Abb. 8.

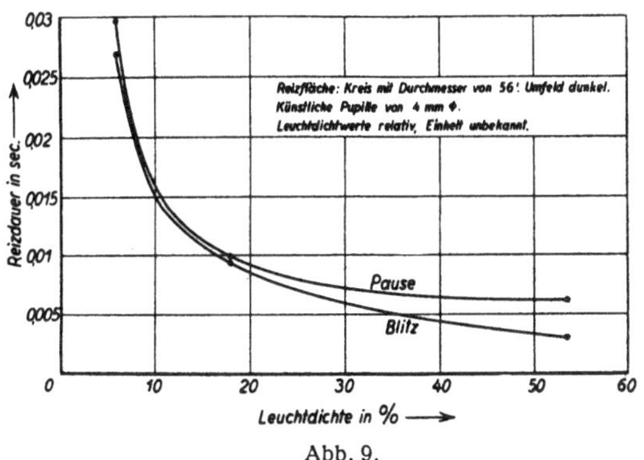

Abb. 9.

[1] Rutenburg, Z. f. Sinnesphysiol. 48, S. 268, 1914.

Aus der Kombination der Empfindungsgeschwindigkeit mit der Formenempfindlichkeit ergibt sich die Wahrnehmungsgeschwindigkeit. Sie gibt die geringste Zeit an, die erforderlich ist, einen bestimmten Kontrast von einer bestimmten Form bei einer bestimmten Leuchtdichte wahrzunehmen. In den Abb. 10 bis 13 sind nach den sehr gründlichen und ausführlichen Untersuchungen von Ferree[1] und Rand die Einflüsse der Leuchtdichte auf die Wahrnehmungsgeschwindigkeit bei verschieden großen Objekten und verschiedenen Kontrasten festgestellt. Die Versuchsobjekte waren Landoltsche Ringe mit Öffnungen von 1, 2, 3, 4,2 und 5,2 Bogenminuten. Die Kontraste der Ringe zum Papier, auf das sie gedruckt waren, betrugen 1 : 4, 1 : 5,18, 1 : 7,25 und 1 : 26. Die Leuchtdichte des gesamten Gesichtsfeldes war ebenso groß wie das der Prüffläche. Die Abb. 10 zeigt die Wahrnehmungsgeschwindigkeit für den Landoltschen Ring mit einer Öffnung von 5,2 Bogenminuten bei verschiedenen Kontrasten, wobei der höchste Kontrast 1 : 26 tief schwarzem Druck auf weißem Papier entspricht und der geringste Kontrast von 1 : 4 ungefähr dem von Bleistift auf weißem Zeichenpapier. Die Ordinatenwerte stellen den reziproken Wert der Wahrnehmungszeit in $\frac{1}{\text{sek}}$ dar. Zum besseren Vergleich sind rechts noch jeweils die Wahrnehmungszeiten in Sekunden ange-

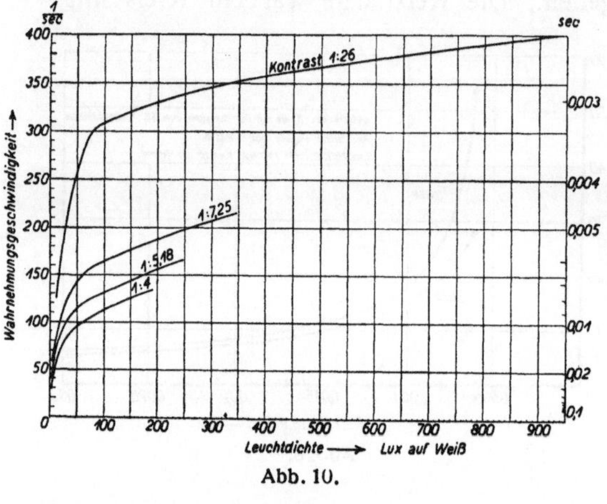

Abb. 10.

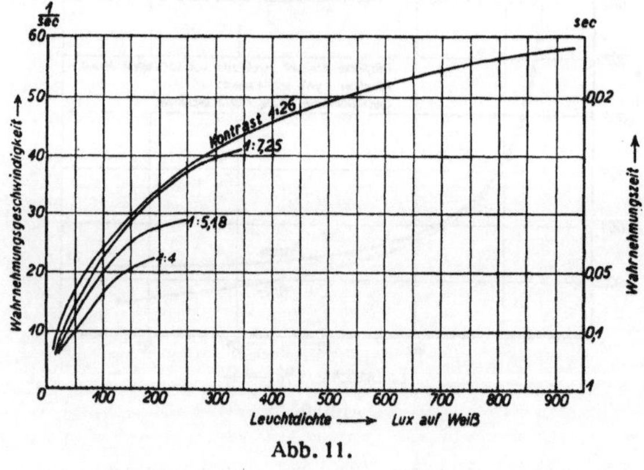

Abb. 11.

[1] Ferree und Rand, Transactions of the Illuminating Engineering Society 22, S. 79, 1927.

geben. Die Untersuchungen wurden in der Originalarbeit nicht auf Leuchtdichte, sondern auf die Beleuchtungsstärke bezogen. Daher kommt es, daß die Kurve für geringen Kontrast bei schwarzem Druck auf grauem Papier nur bis ungefähr 200 Lux auf Weiß geht, während für den großen Kontrast bei schwarzem Druck auf weißem Papier die Versuche bis über 900 Lux auf Weiß durchgeführt sind.

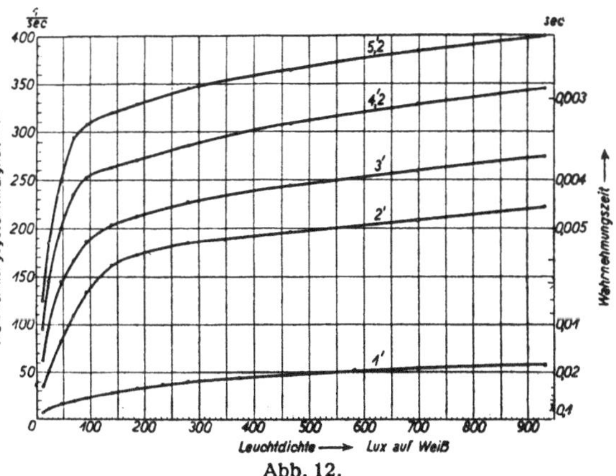

Abb. 12.

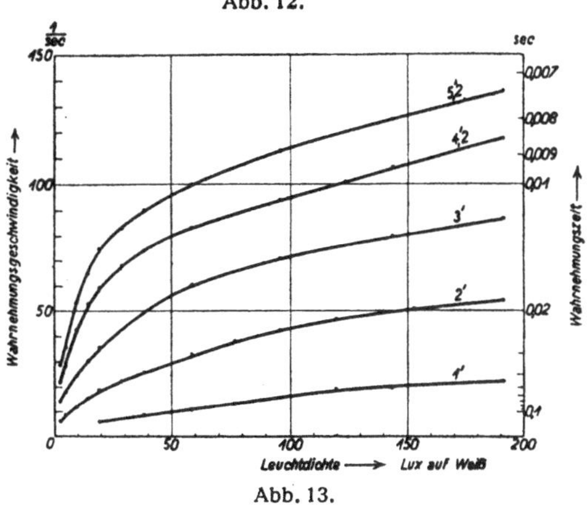

Abb. 13.

Selbst bei diesen hohen Leuchtdichten ist noch eine Zunahme der Wahrnehmungsgeschwindigkeit festzustellen. Die Abb. 11 gibt dieselben Versuche für den Landoltschen Ring mit kleinster Öffnung von 1 Bogenminute entsprechend der Sehschärfedefinition wieder, wo bei den hohen Leuchtdichten noch eine relativ stärkere Steigerung der Wahrnehmungsgeschwindigkeit festzustellen ist. Hieraus geht hervor, daß die Wahrnehmungsgeschwindigkeit für großen Kontrast größer ist als für geringeren Kontrast, und ebenso für größere Objekte größer als für kleinere Objekte. Die Abb. 12 und 13 geben den Verlauf der Wahrnehmungsgeschwindigkeit für gleichen Kontrast von 1 : 26 bzw. 1 : 4, aber verschiedene Objektgrößen, wieder. Sie zeigen ebenfalls, daß für größere Objekte die Wahrnehmungsgeschwindigkeit wesentlich höher ist als für kleinere Objekte. So ist z. B. bei 900 Lux auf Weiß die Wahrnehmungsgeschwindigkeit für den Landoltschen Ring von 5,2 Minuten Öffnung siebenmal so groß als die für den Ring mit 1 Bogenminute Öffnung. Der Landoltsche Ring von 1 Minute Öffnung erfordert für die gleiche Wahrnehmungszeit von 0,02 Sekunden ungefähr die zwanzigfache Leuchtdichte des Ringes von 2 Minuten Öffnung. Hieraus folgt also, daß die Wahrnehmungsgeschwindigkeit mit zunehmender Leuchtdichte, mit zunehmendem Kontrast und mit zunehmender Objektgröße steigt.

Die aufgeführten Grundempfindungen des Auges und ihre Kombinationen, also die Unterschiedsempfindlichkeit, die Formenempfindlichkeit, die Empfindungsgeschwindigkeit, die Empfindlichkeit für kurz dauernde Reize und die Wahrnehmungsgeschwindigkeit stellen sämtlich Grenzwerte dar, die in der Praxis nie unter- bzw. überschritten werden. Vielmehr wird ein großer Teil der Beanspruchungen des Auges günstiger sein als diese Grenzbedingungen, so daß die erforderlichen Leuchtdichten und damit auch die erforderlichen Beleuchtungsstärken in normalen Fällen unter den hier aufgeführten liegen werden. Die für die einzelnen Arbeitsverrichtungen erforderlichen Beleuchtungsstärken können ja auch nicht aus diesen Untersuchungen ermittelt werden. Hierfür sind, wie später gezeigt wird, die jeweiligen die Arbeitsvorgänge berücksichtigenden psychotechnischen Untersuchungen notwendig. Für diese Untersuchungen bilden aber die Einflüsse der Beleuchtung auf die Grundempfindungen des Auges das Fundament, auf dem sie sich erst aufbauen können.

Rein physiologisch sind aber die Grundempfindungen für die Untersuchung der Einflüsse der Blendung und der Lichtfarbe von mindestens ebenso großer Bedeutung wie für die Bestimmung der erforderlichen Beleuchtungsstärke; denn es ist jetzt erst möglich, das Problem der Blendung eingehend experimentell zu behandeln. Die verschiedenen Arten von Blendung und ihre Entstehung sind von Weigel[1] schon beschrieben. Ein sicheres Kriterium für das Eintreten der Blendung dagegen ist noch nicht bekannt. Es wird angenommen, daß Blendung vorhanden ist entweder, wenn Nachbilder auftreten[2] oder wenn die Leuchtdichte belästigt und von dem Auge instinktiv vermieden wird[3]. Hierbei ist es erstaunlich, daß zwei Messungsreihen, die unter Benutzung des letzten doch sehr vagen Kriteriums von Blanchard[4] einerseits und Luckiesh und Holladay[5] andererseits angestellt wurden, ganz gut übereinstimmende Resultate ergeben, wie aus Abb. 14 hervorgeht. Die Zahlen stellen die obere Grenze der relativen Direktblendung dar. Die Blendung wird nun untersucht werden müssen auf ihre Wirkung auf die Grundempfindungen des Auges. So benutzen schon Luckiesh und Holladay für andere Blendungsuntersuchungen die Empfindlichkeit für bestimmte Kontraste als Kriterium. Infolge mangelnder Zahlenangaben der Versuchsergebnisse lassen sich diese Unter-

---

[1] Weigel, Licht und Lampe S. 921, 1925.
[2] Lux, Licht und Lampe S. 1, 1924.
[3] Lux, Z. f. Beleuchtungswesen S. 128, 1920.
[4] Blanchard, Phys. Rev. 11, S. 81, 1918.
[5] Luckiesh und Holladay, Transactions of the Illuminating Engineering Society 20, S. 221, 1925; — Licht und Lampe S. 459, 1925.

suchungen leider jedoch nicht umrechnen und hier wiedergeben. In einer neueren Untersuchung, die dem Blendungsproblem bei der Straßenbeleuchtung gewidmet ist, legt Holladay[1] die Unterschiedsempfindlichkeit als Kriterium zugrunde, Abb. 15. Die oberste Kurve

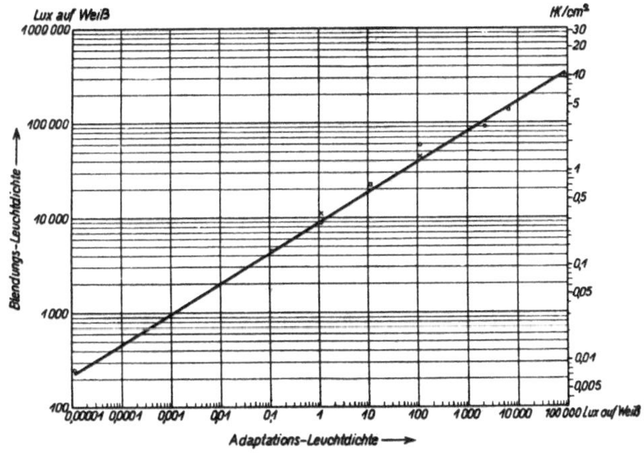

Abb. 14.

gibt die Unterschiedsempfindlichkeit wieder, wobei das Prüfobjekt ein Ring mit einem mittleren Durchmesser von 55 Minuten und einer Breite von 37 Minuten war mit von der Mitte aus nach den Seiten zu abfallender Leuchtdichte. Die übrigen Kurven zeigen den Verlauf der durch Blendung verringerten Unterschiedsempfindlichkeit, wobei die blendenden Lichtquellen 5° exzentrisch lagen. Die an den Kurven angegebenen Zahlen stellen die Blendungslichtstärke dar. (Da in der Arbeit nur die Beleuchtungsstärke, die die Blendungslichtquelle auf der Hornhaut des Auges hervorruft, angegeben war, konnte die Lichtstärke der Blendungslichtquelle berechnet werden, nicht aber die Blendungsleuchtdichte.) Aus dem Kurven verlauf ist

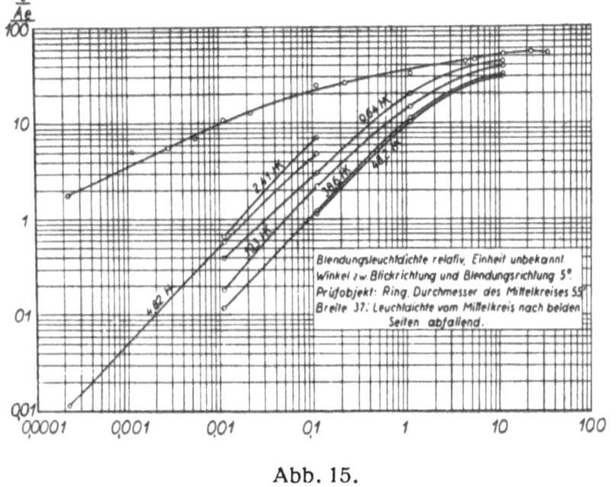

Abb. 15.

[1] Holladay, Journ. Opt. Soc. Am. 14, S. 1, 1927.

zu ersehen, daß mit zunehmender Lichtstärke der Blendungslichtquelle die Unterschiedsempfindlichkeit ganz erheblich geringer ist, insbesondere in den Gebieten von 1 und 0,1 Lux auf Weiß, also in einem Bereich der Adaptationsleuchtdichte, der heute noch bei der Straßenbeleuchtung der gebräuchlichste ist. Auch die in den Abb. 3 und 4 gegebenen Kurven über den Einfluß der Leuchtdichte des Umfeldes auf die Unterschiedsempfindlichkeit im Infeld stellen im Grunde genommen nichts anderes als die Abhängigkeit der Unterschiedsempfindlichkeit von der relativen Indirektblendung dar. Es wird also nun möglich sein, mit Hilfe der angegebenen Grundempfindungen des Auges die Wirkung der Blendung zu untersuchen, und somit besteht die Aussicht, Zahlen für zulässige Leuchtdichten, die also nicht mehr blenden, zu geben. Ähnlich wird auch der Einfluß der Lichtfarbe auf die verschiedenen Grundempfindungen untersucht werden können, wie es z. B. von König und Brodhun und von Korff-Petersen schon erfolgt ist, wenn auch diese letztere Frage gegenüber dem Blendungsproblem zur Zeit noch weniger bedeutend erscheint. Wie schon weiter oben erwähnt, stellen die Anforderungen, die die Grundempfindungen an die Beleuchtungsstärke, Blendung usw. stellen, im allgemeinen Grenzwerte dar, die nicht für jeden Fall gelten, sondern nur für besonders feine und anstrengende Arbeiten. Die in der Praxis vorhandenen Verhältnisse liegen insofern teilweise günstiger als die Kontrastbedingungen, die Größenverhältnisse usw. oft günstiger sind. Aber auch psychologische Einflüsse, die bei den vorhergegangenen Überlegungen ja bewußt ausgeschaltet waren, können teilweise noch fördernd wirken. Darauf sei am besten an Hand praktischer Beispiele eingegangen. Es sind daher im folgenden einige Ergebnisse psychotechnischer Untersuchungen wiedergegeben.

So zeigt Abb. 16[1] den Verlauf der Lesegeschwindigkeit in Abhängigkeit von der Beleuchtung, angestellt an denselben in Abb. 5 verwendeten Versuchspersonen. Sie zeigt, daß die Lesegeschwindigkeit schon bei einer Beleuchtungsstärke von rund 50 Lux, also bei Leuchtdichten von ungefähr 35 bis 40 Lux auf Weiß, ein Optimum hat. Die bei dieser Prüfung vorhandenen Verhältnisse entsprechen ungefähr denen der Kurven für 2 Minuten oder 3 Minuten von Abb. 12. Der Kurvenverlauf ist auch ähnlich, lediglich der Knick liegt bei der Kurve der Wahrnehmungsgeschwindigkeit höher. Dies ist daher zu erklären, daß bei der Untersuchung auf Lesegeschwindigkeit fortlaufender Text gelesen wurde. Hierbei wurde durch psychologische Einflüsse, wie die sinngemäße Erfassung des Gelesenen, das deutliche Erkennen jedes einzelnen Buchstabens überflüssig. Vielmehr konnten Buchstaben oder Wortgruppen auf einmal wahrgenommen und Satzteile sinngemäß ergänzt werden, so daß sie gar nicht mehr genauer betrachtet werden mußten.

[1] Korff-Petersen, a. a. O.

In Abb. 17 ist der Einfluß der Beleuchtungsstärke auf die Leistungsfähigkeit von zwei Glühlampenspannerinnen wiedergegeben[1]. Da die eine Spannerin (obere Kurve) schon 5 Jahre lang, die andere (untere Kurve) 2 Jahre lang diese Arbeit täglich verrichtet hat, sind die Einflüsse von Übung und auch teilweise von Ermüdung

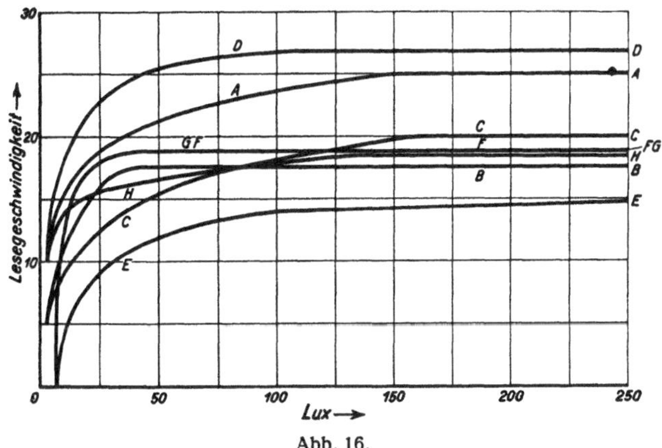

Abb. 16.

ausgeschlossen. Die Ergebnisse zeigen, daß durch Erhöhung der Beleuchtungsstärke von 75 auf 4000 Lux die Durchschnittsleistung der ersten Spannerin um 13,2 %, die der zweiten, weniger geübten um 6,1 % zugenommen hat. Die Frage nach der für diese Arbeit notwendigen wirtschaftlichen Beleuchtungsstärke läßt sich nun einfach dahin beantworten, daß unter Voraussetzung der Kenntnis einer größeren Anzahl solcher Bespannungsversuche sich leicht ein wirtschaftliches Optimum errechnen läßt, bei dem die durch erhöhte Leistung erzielten Vorteile die Aufwendungen für die Beleuchtung überwiegen.

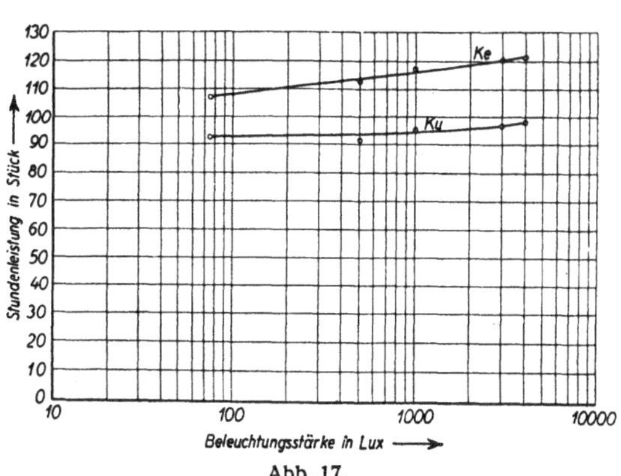

Abb. 17.

In Abb. 18 ist der Einfluß der Beleuchtung auf die Leistung in einer Setzerei wiedergegeben nach Untersuchungen von Weston

[1] Ruffer, Licht und Lampe S. 245, 1927.

und Taylor[1]. Die Versuchspersonen waren zwei geübte Setzer. Die Versuche wurden, um „weekend-effects" zu vermeiden, nur Dienstag und Donnerstag zur normalen Arbeitszeit ausgeführt.

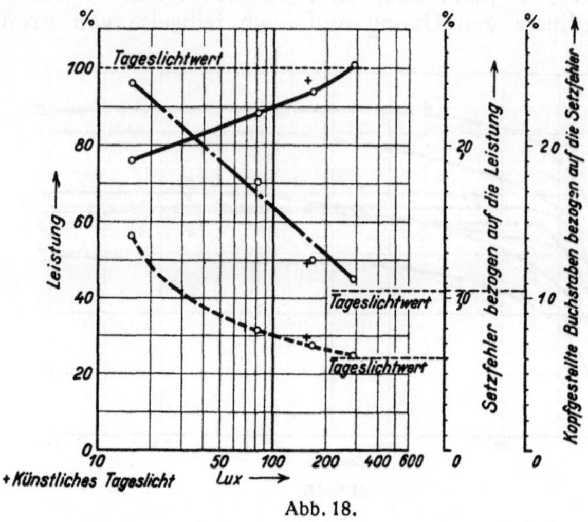

Abb. 18.

Die zu setzende Typengröße war Nonpareille-Schrift bei gedruckter Manuskriptvorlage mit Tintenkorrekturen. Die ausgezogene Kurve zeigt die Zunahme der Leistung durch höhere Beleuchtung, und zwar ist durch Steigerung der Beleuchtung von rund 16 auf rund 300 Lux die Leistung um 32,5 % gestiegen. Die Setzfehler (gestrichelte Kurve), bezogen auf die Leistung, haben von rund 1,4 auf rund 0,6 %, also um 57 %, die auf den Kopf gestellten Buchstaben, bezogen auf die Setzfehler (strich-punktierte Kurve), von 24 auf 11 %, also ebenfalls um rund 54 %, abgenommen.

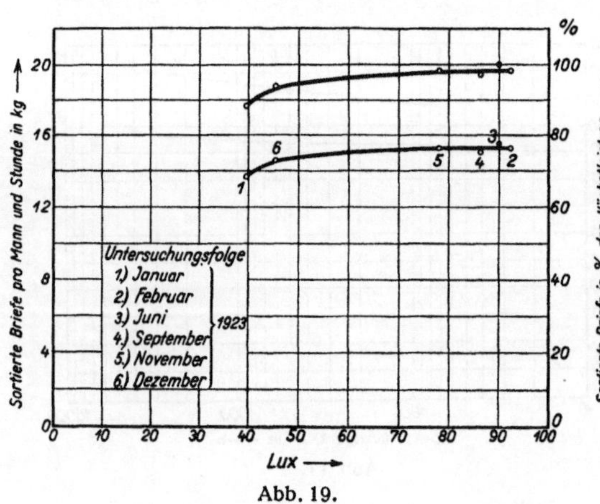

Abb. 19.

Über den Einfluß der Beleuchtung auf die Sortierleistung sind von Ives und Sydenstricker[2] in einem Neuyorker Postamt

[1] Weston und Taylor, London 1926.
[2] Ives und Sydenstricker, Neuyork 1926.

Untersuchungen angestellt worden. In Abb. 19 zeigt die untere Kurve die Zunahme der sortierten Briefe pro Mann und Stunde in Kilogramm bei einer Steigerung der Beleuchtung von 40 auf 92 Lux. Die obere Kurve (rechter Ordinatenmaßstab) gibt dies Ergebnis, bezogen auf die Höchstleistung, wieder. Die Leistungssteigerung beträgt hier rund 11 %, und zwar mußten Briefe in 34 Fächer einsortiert werden. Die Abb. 20 stellt dagegen den Einfluß der Beleuchtung beim Sortieren von Briefen in 50 Fächer dar, und zwar gibt die untere Kurve die absolute Leistung (linker Ordinatenmaßstab) und die obere Kurve die relative Leistung, bezogen auf den Höchstwert (rechter Ordinatenmaßstab), an. Der Vergleich beider Kurven zeigt, daß die absolute Leistung beim Sortieren der Eilbriefe in 34 Fächer rund doppelt so hoch war als beim Sortieren der gewöhnlichen Briefe in 50 Fächer, was auch ganz natürlich ist. Die Leistungssteigerung durch die Beleuchtung dagegen ist bei der letzteren Prüfung, also beim Sortieren in 50 Fächer, relativ größer, denn sie beträgt rund 17 % gegenüber 11 % im ersten Fall. Diese Zunahme der Steigerung ist daraus zu erklären, daß die Beanspruchung des Auges beim Sortieren in 50 Fächer größer ist als beim Sortieren in 34 Fächer und infolgedessen auch die Beleuchtung einen größeren Einfluß ausüben kann. Die Untersuchungen erstreckten sich über ein ganzes Jahr, und zwar ist die Untersuchungsfolge nicht so, daß die Beleuchtungsstärke von Monat zu Monat gesteigert wurde, sondern es wurde, wie aus den Zahlen der unteren Kurve und der dazugehörigen Tabelle zu entnehmen ist, eine beliebige Reihenfolge absichtlich gewählt, um Übungseinflüsse und Einflüsse der Jahreszeit möglichst auszuschalten.

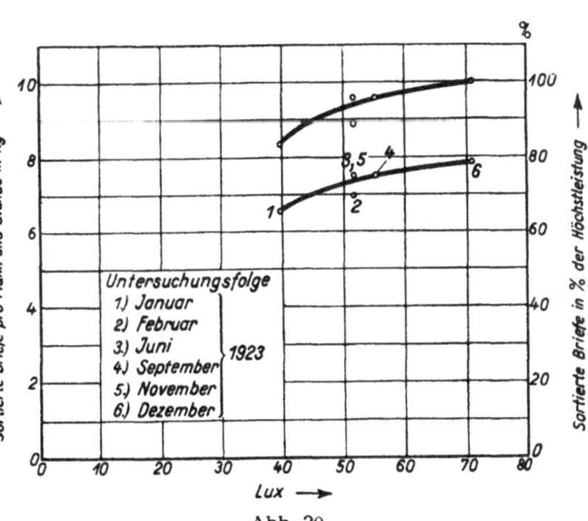

Abb. 20.

In einer Untersuchungsreihe, die unter Mitwirkung des Verfassers zur Zeit noch in einem Steinkohlenbergwerk im Untertagebau ausgeführt wird, ließ sich durch Erhöhung der Beleuchtungsstärke auf 10 bis 20 Lux gegenüber den bisher üblichen, kaum meßbaren Beleuchtungsstärken, die mit Hilfe der tragbaren Grubenlampen erzeugt wurden, die Förderleistung um rund 16 % steigern. Über Einzelheiten wird noch gesondert berichtet werden.

Aus diesen Beispielen geht schon hervor, welchen Einfluß die Höhe der Beleuchtungsstärke auf die Leistungsfähigkeit bei den verschiedensten Arbeitsverrichtungen hat. Umgekehrt kann man auch zeigen, daß ungenügende Beleuchtungsstärken zu vorzeitiger Ermüdung führen. So ist in Abb. 21[1] der Einfluß ungenügender Beleuchtung auf die Ermüdung festzustellen. Die Prüfung erstreckte sich auf das Ausstanzen von Löchern in ein mit konstanter Geschwindigkeit laufendes Papierband in unregelmäßigen, genau festgelegten Abständen. Die obere Kurve stellt die Anzahl der Stanzfehler bei einer Beleuchtungsstärke von 20 Lux, aufgetragen über die gestanzte Bandlänge, dar. Das Ansteigen der Stanzfehler im Verlaufe der Arbeit läßt ganz deutlich den Einfluß der ungenügenden Beleuchtung auf die Ermüdung erkennen. Die untere Kurve zeigt die Anzahl der Stanzfehler bei 60 Lux, die über den ganzen Verlauf der Arbeit hin ungefähr konstant bleibt, so daß in diesem Fall von Ermüdung nicht gesprochen werden kann.

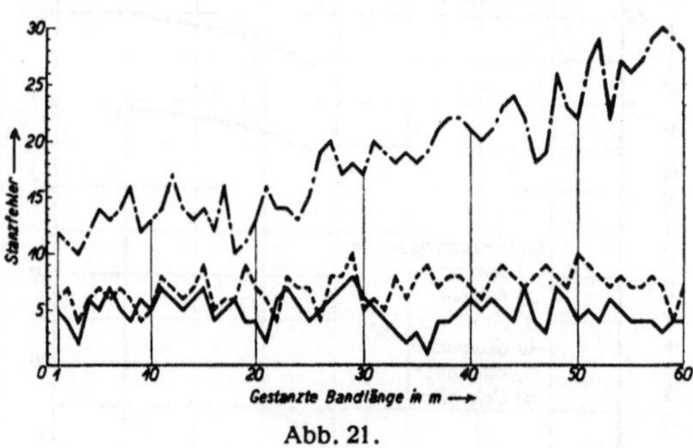

Abb. 21.

Neben der Beleuchtungsstärke haben natürlich auch die übrigen Faktoren, die wir zur Güte der Beleuchtung rechnen, einen Einfluß auf die Leistungsfähigkeit. So zeigt Abb. 22[2] den Einfluß der Schattigkeit auf die Leistung beim Sortieren von Schraubenmuttern. Zunächst wurden die Muttern am laufenden Band sortiert, das mit einer Geschwindigkeit von 40 m/Min. lief und alle 2 Sekunden eine Mutter an den Arbeitsplatz beförderte. Durch besondere Vorkehrungen war der Übungs- und Ermüdungseinfluß kompensiert. Die linke Säule zeigt die Sortierfehler am laufenden Band bei schrägem Lichteinfall, also ziemlich starken Kontrasten durch Schlagschatten, die rechte Säule die Anzahl der Sortierfehler bei senkrechtem Lichteinfall, also fast schattenloser Beleuchtung. Die Fehlerzahl stieg hierbei um rund 70 %. Am feststehenden Arbeitsplatz dagegen, wo die Muttern alle in einem Kasten zusammenlagen, traten bei schrägem Lichteinfall so viele Schlagschatten auf, die das Erkennen derart erschwerten, daß die Sortierfehler bei der schlagschattenfreieren Beleuchtung bei senkrechtem Lichteinfall um rund 35 % zurückgingen und damit die Leistung stieg.

Auch der Einfluß der Blendung auf die Leistungsfähigkeit wurde von demselben Verfasser untersucht, wie Abb. 23[3] zeigt. Als Prü-

[1] Kuhn, Deutsche Psycholog. VI, S. 1, 1927.
[2] Kuhn, a. a. O. [3] Kuhn, a. a. O.

fungsarbeit diente das Ausschneiden von Figuren aus gleichfarbigem Matt- und Glanzpapier. Übungs- und Ermüdungseinflüsse waren gleichfalls kompensiert. Die Abb. 23 zeigt den Einfluß der Blendung, und zwar ist die zum Ausschneiden einer Figur notwendige Arbeitszeit in Minuten angegeben. Bei Beleuchtung der Papierfläche mit 200 Lux durch eine nackte, also blendende, Klarglaslampe ist die erforderliche Arbeitszeit am längsten. Durch Mattieren der Lampe bei im übrigen gleicher Beleuchtungsstärke ging die erforderliche Arbeitszeit bei Glanzpapier um rund 2 % zurück, bei Mattpapier um 8 %, bei blendungsfreier indirekter Beleuchtung von nur 15 Lux dagegen bei Glanzpapier um 18 %, bei Mattpapier um 30 % zurück, wobei noch zu berücksichtigen ist, daß bei der blendenden Beleuchtung die Beleuchtungsstärke 200 Lux, bei blendungsfreier Beleuchtung dagegen nur 15 Lux betrug. Der Einfluß der Oberflächengestaltung ist eben-

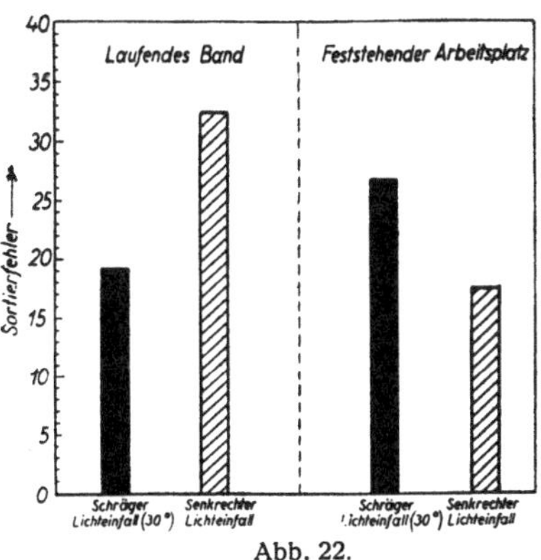

Abb. 22.

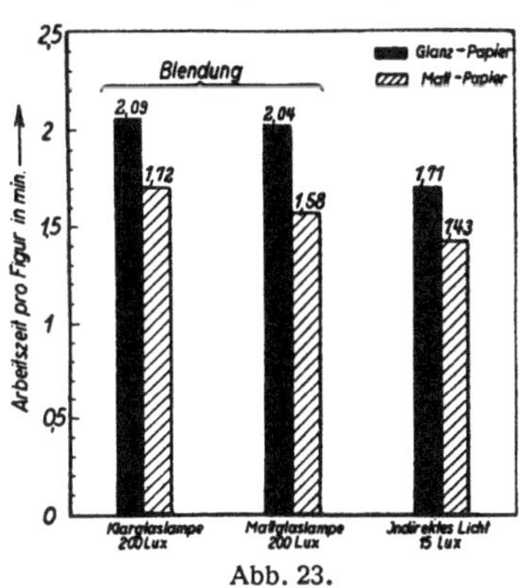

Abb. 23.

falls nicht unerheblich. So liegt beim Verarbeiten von Mattpapier die erforderliche Arbeitszeit um 16 bis 25 % niedriger als beim Verarbeiten von Glanzpapier und damit die Leistung dementsprechend höher.

Zusammenfassend kann man also einen nicht unerheblichen Einfluß der einzelnen Faktoren der Beleuchtungsgüte auf die Leistungsfähigkeit des Menschen feststellen. Wir stehen allerdings erst am Anfang einer Entwicklung, die es gestatten wird, den Einfluß der Beleuchtung auf die verschiedenen Arbeitsverrichtungen zahlenmäßig festzulegen, und es wird auch noch eine geraume Zeit vergehen, bis man auf Grund solcher Unterlagen die für jede Arbeitsverrichtung wirtschaftlichste Beleuchtung errechnen kann. Immerhin sind die Anfänge zu solchen Arbeiten gegeben, und es erscheint auch aus vorstehendem die Möglichkeit vorhanden zu sein, die bis jetzt noch klaffende Lücke im physiologischen und psychologischen Gebiet allmählich zu überbrücken, um alle Faktoren, die auf das Problem „Beleuchtung und Leistung" einen Einfluß haben, kennenzulernen und damit ein sicheres Fundament für die psychotechnischen Wirklichkeitsversuche zu geben.

Ärztlich-hygienische Grundsätze einer richtigen Beleuchtung.

Von Prof. Dr. med. Franz Schütz-Berlin.

Die gesundheitlichen Schädigungen, die wir als Folgen einer falschen oder schlechten Beleuchtung auffassen und die bei den Arbeitern gewerblicher Betriebe beobachtet werden, stellen akute oder chronische Störungen des Allgemeinbefindens dar; sie äußern sich in einer Steigerung der Ermüdbarkeit und in anderen Symptomen, die hier nicht näher erörtert seien. Verbessert man anderseits die Beleuchtungsverhältnisse, so wird dadurch, was gerade für die Gewerbehygiene von großer Bedeutung ist, eine Leistungssteigerung der Arbeitenden ermöglicht. Die Hygiene hat nun die Aufgabe, Forderungen und Grundsätze für eine richtige Beleuchtung aufzustellen, nach denen die Beleuchtung von Räumen und Arbeitsplätzen im Interesse derjenigen vorgenommen werden muß, die sich in diesen Räumen aufhalten und arbeiten. Diese aufzustellenden hygienischen Normen gelten zwar für das Leben ganz im allgemeinen, sie gewinnen aber für die Gesundheitsverhältnisse in den Betrieben erhöhte Wichtigkeit, weil der Mensch im erwerbsfähigen Alter mindestens den dritten Teil seines Daseins an den Stätten der Arbeit zubringt und weil gerade hier seine besten Kräfte täglich von neuem in Anspruch genommen werden. Die Hygiene hat also die wichtige Aufgabe, diese Kräfte zu schützen, damit sie nicht vorzeitig verbraucht werden und damit nicht die bekannten Folgen einer verminderten oder erloschenen Erwerbsfähigkeit eintreten. Die hygienischen Grundsätze einer richtigen Beleuchtung erstrecken sich auf die Tagesbeleuchtung in gleicher Weise wie auf den Gebrauch des künstlichen Lichtes, sie müssen sowohl die speziellen äußeren Verhältnisse in großen Fabriken wie die der Hausindustrie, die Arbeiten unter Tage wie die Tätigkeit auf Schiffen oder in irgendeiner anderen Umgebung berücksichtigen.

Was zunächst die wichtigste hygienische Forderung betrifft, die nach der besten Beleuchtungsstärke, so ist diese Frage die wohl am meisten erörterte. Allerdings ist es auch die komplizierteste, so daß man auch heute noch nicht eine allgemein gültige Antwort auf diese Frage von hygienischer Seite geben kann. Sicher ist — wenn man zunächst einmal die beiden Extreme betrachtet —, daß eine

Beeinträchtigung der Gesundheit möglich ist durch ein Zuwenig wie ein Zuviel an Licht. Eine ungenügende Beleuchtung, die in modernen Fabriken wohl kaum, in älteren Betrieben oder in der Heimindustrie und anderen Gewerben dagegen recht wohl vorkommt, bedingt, daß das Auge der Arbeit sehr stark genähert und dadurch angestrengt wird, außerdem aber werden Haltungsanomalien dadurch hervorgerufen und bestehende verstärkt. Unzureichende Beleuchtung erhöht ferner die Unfallgefahr. Lichtdurchflutete Räume anderseits regen unzweifelhaft die Arbeitsfreudigkeit und den Sinn für Ordnung und Sauberkeit in viel höherem Maße an als düstere. Zu starke Lichtquellen endlich bewirken Erkrankungen des Auges sowie andere nervöser Natur.

Wenn man Angaben über die Beleuchtungsstärke machen will, muß man die Anzahl von Lux näher bestimmen, die an einem Platze vorhanden sein müssen je nach der Bestimmung, die der Platz innehat. 1 Lux, die Maßeinheit, ist der Quotient aus dem Lichtstrom einer Hefnerlampe in horizontaler Richtung und einer Fläche, die in einem Abstand von 1 m der Lampe gegenübersteht, wobei es gleichgültig ist, ob die Fläche weiß, schwarz oder farbig ist. Zur Bestimmung der nötigen Beleuchtungsstärke, und zwar der erwünschten wie der unbedingt erforderlichen, kann man die sogenannte Lesegeschwindigkeit oder die Sehschärfe oder beides kombiniert prüfen. Ebenso kann die Ermüdbarkeit als Kriterium einer genügenden Beleuchtungsstärke herangezogen werden. Man geht nun von der Forderung aus, daß Lesegeschwindigkeit und Sehschärfe in jedem Fall möglichst dieselben sein sollen wie bei vollem Tageslicht. Wie aber oben schon betont, ist es außerordentlich schwierig, eine allgemeingültige Festlegung der günstigsten Beleuchtungsstärke zu geben, denn die individuelle Lichtempfindlichkeit sowie die Mannigfaltigkeit der Beschäftigungsweise ist außerordentlich verschieden.

Das Erkennungsvermögen ist außerdem abhängig von den Kontrastverhältnissen, die die Arbeit bietet, und von der ins Auge gelangenden Lichtmenge, also vom Reflexionsvermögen des Arbeitsstoffes. Dunkle Stoffe, die wesentlich weniger Licht reflektieren als helle, erfordern bei der Bearbeitung eine viel intensivere Beleuchtung als helle. Die Stärke des Kontrasts ist ferner insofern von Bedeutung, als bei großem Kontrast eine Steigerung über 40 Lux nur eine geringe Zunahme der Augenleistung bedingt, bei geringem Kontrast dagegen eine Beleuchtungssteigerung über 40 Lux hinaus noch eine ganz erhebliche Steigerung der Augenleistung bewirken kann. Für gewerbliche Arbeitsplätze, bei denen es sich sehr häufig um einen viel geringeren Kontrast als beim Lesen und Schreiben handelt, sind daher in vielen Fällen weit höhere Beleuchtungsstärken notwendig, außerdem sind in dieser Beziehung noch weitere ausgedehnte Untersuchungen nötig. Es hat sich nun gezeigt, daß für Lesen und Schreiben die günstigsten Verhältnisse zwischen 20 und 60 Lux liegen, die Ermüdung bei 60 Lux zwar am geringsten, bei 30 Lux jedoch nicht erheblich größer ist. Für Lesen und Schreiben dürfte daher die wünschenswerte Beleuchtungsstärke 50 bis 60 Lux sein, die minimale dagegen 30 Lux. Richtlinien für die notwendige Beleuchtungsstärke bei gewerblichen Arbeiten und in gewerblichen Betrieben sind in den Leitsätzen für die Beleuchtung von Fabriken und anderen gewerblichen Arbeitsstätten zusammengestellt. Bevor ich jedoch einige Zahlen aus diesen anführe, weise ich ausdrücklich darauf hin, daß es nur Richtlinien, keine absolut feststehenden Zahlen sind, die außerdem in jedem einzelnen Fall auf ihre Bedeutung hin zu prüfen sind. Für grobe Arbeit in Walzwerken, Schmieden, der Grobmontage ist eine mittlere Beleuchtungsstärke von 15 bis 30 Lux erforderlich, an keiner Stelle des Raumes dürfen jedoch 10 Lux unterschritten werden. Bei einer mittelfeinen Arbeit in der Schlosserei, Dreherei, Tischlerei, Klempnerei und Spinnerei sind 40 bis 60 Lux mittlerer Beleuchtungsstärke zu verlangen, an keiner Stelle dürfen weniger als 20 Lux vorhanden sein. In der Feinmechanik, der Weberei, bei Bureauarbeiten sind die bezüglichen Zahlen 60 bis 90 Lux, an keiner Stelle weniger als 30 Lux. Für feinste Arbeiten, z. B. bei Uhrmacher- und Graveurarbeiten, in der Setzerei, beim Weißnähen und Zeichnen sind 90 bis 250 Lux erforderlich, nirgends dürfen 50 Lux unterschritten werden.

Es fragt sich nun, wie man bei Tages- und bei künstlicher Beleuchtung diesen Forderungen gerecht wird.

Nur ein kleiner Bruchteil des Tageslichtes gelangt auf die Arbeitsplätze. Die Bauart und Lage des Hauses bedingen den Lichteinfall, und auch das Fenster läßt nicht die gesamte Menge des auffallenden Lichtes hindurch, denn das Glas absorbiert nicht unbeträchtliche Mengen, 14 bis 40 %, ja bis 80 %. Auf keinem Arbeitsplatz können wir direktes Himmelslicht entbehren, wobei wir uns bewußt sind, daß das reflektierte Licht eine außerordentlich wichtige Ergänzung des direkten Lichtes darstellt. Was nun zunächst die Menge des direkten Lichtes betrifft, so ist die Grenzzahl 50 Raumwinkel bei senkrecht, $\frac{50}{\sin\alpha}$ dagegen bei schräg einfallendem Licht. Das durch diese Werte dargestellte Himmelsstück entspricht aber nur 25 bis 30 Lux, deshalb sind die Werte des Raumes für bestimmte gewerbliche Betriebe, die mehr Licht verlangen, zu erhöhen. Der Öffnungswinkel, der die vertikale Ausdehnung des Himmelsgewölbes mißt, das Strahlen auf den Arbeitsplatz sendet, muß mindestens 4° betragen, sofern die Breite der Fenster nur genügend ist. Wie weit überhaupt das Licht in einen Raum einfallen kann, wird durch die Küstersche Formel angegeben. $^1/_3$, besser $^1/_2$ der Fußbodenfläche sollen direktes Licht erhalten.

Ob ein Platz genügend Licht erhält, hat man auch durch die Bestimmung des Tageslichtquotienten festzustellen gesucht, d. h. den Quotient $\frac{B}{H}$. Er soll bei Zugrundelegung von 10 Lux mindestens gleich 0,005 sein. Der Faktor B ist nun aber wesentlich abhängig vom reflektierten Licht, und in bezug auf dieses hat es sich gezeigt, daß es täglich und jahreszeitlich erheblich stärker schwankt als das Licht des Himmelsgewölbes, außerdem unterliegt die Intensität des reflektierten Lichtes anderen sekundären Faktoren wie Veränderungen der reflektierenden Flächen. Der Tageslichtquotient allein gibt daher auch nicht Aufschluß über die Lichtgüte eines Platzes, außerdem muß der vorhin angegebene Minimalwert für gewerbliche Zwecke erhöht werden.

Schon vorhin wurde die Breite der Fenster in ihrer Bedeutung für das Quantum Tageslicht, das auf die Plätze fällt, angeführt. Bei modernen Fabrikbauten, wo die Fensterwand gleichsam eine einzige lichtgebende Fläche darstellt, kann man bei vergleichenden Untersuchungen die Fensterbreite vernachlässigen. Anders in älteren Betrieben oder der Heimindustrie. Hier müssen die vorhin angegebenen Untersuchungsmethoden herangezogen und vor allen Dingen der Raumwinkel bestimmt werden.

Die künstliche Beleuchtung liefert im allgemeinen nicht die Stärke, die eine gute Tagesbeleuchtung spendet. Allerdings ist dieser Mangel dadurch etwas gemildert, daß das Erkennungsvermögen nicht proportional der Beleuchtungsstärke wächst, sondern nur bei schwacher Beleuchtung schnell, bei wachsender aber immer langsamer zunimmt, so daß jenseits von 250 Lux der Zuwachs nur noch ganz gering ist. Die künstlichen Lichtquellen liefern bei Petroleumlampen 50 bis 60 HK, Gasflammen 10 bis 30 bis 150 HK, elektrisches Licht 8 bis 30 bis 1000 HK. Eine zirka 16kerzige elektrische Lampe erzeugt in der Entfernung, in der sie beim Lesen gewöhnlich benutzt wird, bei Verwendung einer zweckmäßigen Lampenglocke auf dem Arbeitsplatz eine Beleuchtungsstärke von etwa 40 bis 65 Lux. Lampenglocken müssen aber unbedingt verwendet werden, sie haben den Zweck, einmal die Augen vor den direkten Strahlen und der Wärmewirkung der Lampen zu schützen, anderseits sollen sie die Strahlen durch eine geeignete Konstruktion auf den Arbeitsplatz konzentrieren. Selbstverständlich ist auch hier darauf zu achten, daß vor allen Dingen die Reflektoren nicht mit Schmutz oder Staub bedeckt sind, da dadurch ein Lichtverlust bis zu 50% eintreten kann. Würden bei künstlicher Beleuchtung nur die Arbeitsplätze selbst erhellt werden, so bestünde zwischen diesen Plätzen und dem Raume selbst ein zu starker Kontrast, der auf das Auge reizend und ermüdend wirkt. Um diese Kontraste zu vermeiden, empfiehlt es sich, außer der Arbeitsplatzbeleuchtung noch eine Raumbeleuchtung anzubringen, die allerdings nicht stark zu sein braucht.

Ähnliche Kontraste kommen zustande, wenn die Beleuchtungsquellen kein kontinuierlich gleichmäßiges, sondern ein flackerndes Licht aussenden, was man z. B. bei schlechtem Bogenlicht öfters findet. Auch dieses Licht wirkt äußerst belästigend und reizend auf das Auge, so daß die Forderung nach einem gleichmäßigen Brennen des Lichtes nicht eindringlich genug erhoben werden muß.

Das Licht wirkt unzweifelhaft auch auf die Stimmung des Menschen. Die Hygiene muß daher schon aus diesem Grunde auf die Lieferung der notwendigen Beleuchtungsstärke bedacht sein, aber nicht nur die Hygiene allein, sondern auch ein ökonomischer Betrieb eines Werkes, denn die Leistungsfähigkeit des Menschen wird ganz wesentlich durch die Beleuchtungsstärke beeinflußt. Dies gilt für die Menge des Lichtes ganz im allgemeinen. Aber auch seine Qualität spielt eine wesentliche Rolle. Eine behagliche Stimmung wird bei gelbem Licht erzielt, eine beruhigende bei blauem, eine niederdrückende bei violettem Licht, eine erregende bei rotem Licht. Unser Tageslicht hat nun bekanntlich nicht dieselbe Farbe wie künstliches. Es enthält 50 % blaue, 18 % gelbe, 32 % rote Strahlen gegenüber dem künstlichen, das im Verhältnis mehr rote und gelbe Strahlen, dafür aber ein schwaches violettes Spektrum besitzt. Das künstliche Licht erscheint daher in der Regel gelber als das Tageslicht. Diese verschiedene Farbe spielt insofern eine Rolle, als der Mensch bei künstlicher Beleuchtung mehr ein gelbes Licht verlangt. Außerdem haben Versuche ergeben, daß die Sehschärfe bei gleich hellem, gelben Licht größer zu sein scheint als bei bläulichem. Die geringste Ermüdung wurde bei Tageslicht gefunden, was wohl auf die günstigere spektrale Zusammensetzung wie auf die gleichmäßigere Verteilung des Tageslichtes zurückzuführen ist. Enthält das Licht viel Strahlen des violetten oder ultravioletten Spektrums wie bei Bogenlampen oder Quecksilberdampflampen, so werden die Augen stark gereizt und müssen durch besondere Glassorten dagegen geschützt werden. Gewöhnliches Glas läßt einen Teil der ultravioletten Strahlen hindurch, am besten absorbiert das Euphosglas alle das Auge reizenden Strahlen.

Fällt zu starkes Licht direkt in das Auge, so wird Blendung hervorgerufen, und zwar um so heftiger, je näher die Lichtquelle dem Auge und je mehr sie in der gewöhnlichen Blickrichtung beim Arbeiten liegt. Außerdem ist das Auftreten der Blendung noch von einer Reihe anderer Faktoren abhängig. Deshalb ist auch für das Tageslicht der Einfallwinkel des Lichtes auf mindestens 27° festgesetzt. Die Blendung beeinträchtigt das Erkennungsvermögen, führt zur Abnahme der Sehschärfe, zu Lichtscheu, Kopfschmerzen und ist häufig der Anlaß für Unfälle. Im allgemeinen kann man sagen, daß Lichtquellen von mehr als 0,75 HK pro Quadratzentimeter geeignet sind, Blendung zu bewirken. Aber auch das reflektierte Licht ist von Bedeutung. Weißer Stoff reflektiert 60 bis 70 %, ein schwarzer nur 2 bis 5% des Lichtes. Werden glänzende Metalle bearbeitet, so ist die Reflexion und damit die Blendung noch größer. In allen diesen Fällen ist die Abschirmung der Lichtquellen mit lichtundurchlässigen Schirmen oder ein Umgeben mit lichtstreuenden Glocken, evtl. die höhere Anbringung der Lichtquellen, erforderlich. Soll die störende Reflexwirkung beseitigt werden, so müssen durchschimmernde Umhüllungen angebracht werden.

Jede Lichtquelle, vor allen Dingen jede künstliche, ist endlich die Ursache einer Schattenbildung. Fallen diese Schlagschatten auf wichtige Gegenstände, auf Handgriffe, Ventile, Stufen z. B., so wird deren Wahrnehmung erschwert, was sich verhängnisvoll auswirken kann. Es ist also darauf Bedacht zu nehmen, daß das Licht von der richtigen Seite einfällt, in der Regel wird dies von links aus geschehen müssen. Die Schattenbildung, die bei feinmechanischen Arbeiten, beim Stanzen und Pressen und anderen Arbeiten störend wirken kann, wird andererseits als willkommen empfunden werden, wenn das zu bearbeitende Material einfarbig ist und die Unterscheidung beim Sehen erschwert. Hier wird die Entstehung eines Schattens, also z. B. beim Nähen, Sticken, Weben, Gravieren, Feilenhauen, den Arbeitsvorgang erleichtern, nur ist darauf zu achten, daß die Schatten durch die Art der Verteilung der Lichtquellen gemildert werden.

Zu den hygienischen Grundsätzen für eine einwandfreie Beleuchtung gehört endlich die Forderung, daß Feuer- und Explosionsgefahren vermieden werden. Dies trifft besonders für die Verwendung der künstlichen Lichtquellen zu: Petroleum, Leuchtgas, elektrisches Licht, Azetylengas. Bei dem Gebrauch von Petroleum entwickeln sich flammbare Gase, wenn schlechtes Petroleum verwandt wird. Es muß daher der sogenannte Entflammungspunkt kontrolliert werden, der nach gesetzlicher Vorschrift nicht unter 21° liegen darf, während ein Verbrennen der Masse erst bei 43,3° eintreten soll. Nachdem eine Prüfung des Petroleums nach diesen Richtlinien regelmäßig geschieht, sind Explosionen so gut wie niemals mehr aufgetreten; wenn sie vorkommen, so sind sie auf mißbräuchliche Anwendung des Petroleums zurückzuführen, z. B. beim Eingießen in Feuer. Oder aber die Lampenkonstruktion war unzweckmäßig. Dies ist der Fall, wenn der Petroleumbehälter aus Metall besteht, das sich auf mehr als 30° erhitzt. Selbstverständlich darf man auch nicht z. B. unter eine Hängelampe eine Wärmequelle stellen, die die Lampe erhitzt und zur Explosion bringt.

Das Leuchtgas wird die Ursache von Explosionen, sobald mehr als 5 % der Luft beigemengt sind und der Raum mit einer offenen Flamme betreten wird. Undichtigkeiten der Leitung, falsch gestellte Gashähne, erloschene Sparbrenner und solche, die unter

Thermostaten automatisch die Wärmeregulierung besorgen, werden die Ursache des Entweichens von Leuchtgas in den Raum. Nun besteht ein gewisser Schutz gegen das Auftreten von Explosionen darin, daß bereits 0,2 % Beimengung durch den Geruch erkennbar ist. Bei jedem Gasgeruch muß daher die Quelle des Entweichens von Gas festgestellt werden, man muß durch Zuführung von frischer Luft für eine starke Verdünnung des Gasgemisches sorgen und bei den vorhin erwähnten automatischen Gasbrennern Sicherheitsvorrichtungen anbringen, die den Hahn schließen, sobald die Flamme erloschen ist.

In das Kapitel der Explosionsgefahren infolge unzweckmäßiger Beleuchtung gehört auch das Vorkommen von Schlagwetterkatastrophen. In den Steinkohlengruben kommen bisweilen explosive Gase vor (Grubengas mit Luft gemischt), die sich durch offene Flamme, einen Funken oder ähnliches entzünden. Die Explosionsgefahren werden vermieden, wenn man die Grubenlampen mit einem Schutzgehäuse aus Draht versieht, wie dies bei der Dawyschen Sicherheitslampe durchgeführt ist.

Bei elektrischem Licht besteht die Gefahr des Kurzschlusses und der Verletzung durch elektrische Schläge.

Die geschilderten Gefahren haben die Einführung strenger baulicher und betriebstechnischer Vorschriften nötig gemacht, die allerdings leider infolge leichtfertiger Unterschätzung der Gefahr nicht selten übertreten werden.

Die ärztlich-hygienischen Grundsätze für eine richtige Beleuchtung erstrecken sich also nach ganz verschiedenen Richtungen. Es wird nicht immer möglich sein, auch beim besten Willen nicht, allen von der Hygiene gestellten Anforderungen zu genügen. Und doch muß es unser Bestreben sein, auch in bezug auf die Beleuchtung das Beste zu besitzen, was es gibt, da der Mensch selber im Mittelpunkt aller Bestrebungen steht, die auf eine immer größer werdende Vervollkommnung hinzielen. Von größtem Vorteil wird es dabei sein, wenn Wissenschaft und Technik auf diesem Gebiete auch in Zukunft in gegenseitiger Befruchtung und Förderung eng zusammenarbeiten,

Über den derzeitigen Stand der Erforschung der Strahlenschädigungen des Auges.

Von Dr. O. Thies, Augenarzt in Dessau.

Ich soll Ihnen heute einiges über die Strahlenschädigungen des Auges berichten. Ihnen, die Sie fast alle aus Betrieben der Industrie und des Gewerbes stammen oder doch aufs engste mit ihnen zu tun haben. Den meisten von Ihnen werden schon einmal Strahlenschädigungen des Auges in Ihren Betrieben vorgekommen sein; manche werden sie als solche erkannt haben, manche werden arglos daran vorbeigegangen sein. Genau so ist es manchem von uns Augenärzten gegangen, genau so habe wohl auch ich manchmal anfangs daran vorbei untersucht, als wir mit diesem neuesten Gebiete der Augenheilkunde gewissermaßen noch in den Kinderschuhen steckten. Es ging uns nur wie ein dunkles Ahnen durch die Seele, daß hier etwas Besonderes vorliegen müsse, bis wir aus den sich mehrenden Veröffentlichungen aus der Literatur und den glänzenden Versuchen immer Neueres hörten, bis uns mit unserem großen Hornhautmikroskope und der Spaltlampe von Zeiss Instrumente in die Hand gegeben wurden, mit denen wir restlos alle Veränderungen bei Strahlenschädigungen im vorderen Augenabschnitte aufklären konnten. Unter den Autoren, die sich besondere Verdienste um die Erforschung der Strahlenschädigungen des Auges erworben haben, muß in erster Linie Birch-Hirschfeld genannt werden, unter denen, die durch ihre Versuche zur Erforschung beigetragen haben, Widmark und Vogt. Ihnen allen gebührt das Verdienst, eine gewisse Ordnung in die vielen verschiedenartigen Beobachtungen und Veröffentlichungen hineingebracht zu haben. Ihnen ist es gelungen, einheitliche Bilder aufzustellen von den Schädigungen, wie sie durch sichtbare Lichtstrahlen, durch ultrarote, ultraviolette und durch Röntgen- und Radiumstrahlen hervorgerufen werden. Und von dem, was in mühsamer Arbeit in langen Jahren zusammengetragen worden ist, möchte ich Ihnen heute in aller Kürze erzählen, indem ich zugleich auch eine große Anzahl eigner Beobachtungen aus meiner abwechslungsreichen Praxis im Zentrum einer großen Industrie mit einflechten kann.

Was sind Strahlenschädigungen des Auges? Das sind Wirkungen des Lichtes auf das Auge, die zu irgendwelchen Veränderungen in den Geweben des Auges und in den zarten Nervenelementen desselben geführt haben. Wobei wir unter Licht auch Wärme verstehen wollen. Denn wie Ihnen allen bereits bekannt ist, sind Licht und Wärme ein und dasselbe, nur daß sie sich durch die verschiedene Wellenlänge voneinander unterscheiden. Die frühere Einteilung in Wärme-, Licht- und chemische Strahlen hat man längst fallen gelassen; besonders den Untersuchungen von Hertel ist es zu verdanken, der gezeigt hat, daß alle Teile des Spektrums dieselbe biologische Wirkung haben können, wenn sie nur in derselben Weise absorbiert werden.

Da finden wir in diesem Satze schon zwei wichtige Ausdrücke, die dringend gleich der Erläuterung bedürfen. Ich sagte: „wenn sie in derselben Weise absorbiert werden". Es haben nämlich nur die Strahlen eine bestimmte Wirkung auf die Zellen der Gewebe, welche absorbiert werden, nicht aber die durchgehenden Strahlen oder die, welche reflektiert werden. Dieselbe Absorption aber steht andererseits in einem Abhängigkeitsverhältnis von der einfallenden Strahlung als solcher, wie auch von der Absorptionsfähigkeit der Gewebe, die wieder durch deren Dichte und spezifisches Gewicht bestimmt wird. Es geht also einwandfrei daraus hervor, daß nicht alle Zellen des Organismus auf die gleiche Strahlenmenge mit der gleichen Schädigung zu reagieren pflegen. Und zwar ist weiter festgestellt worden, daß die Strahlung in erster Linie auf die Kernteilungsvorgänge in den Zellen einwirkt, so daß also der normale Aufbau neuer Körperzellen stark behindert wird.

Der zweite Ausdruck, der der näheren Erklärung bedarf, ist das Spektrum. Es ist Ihnen bereits bekannt, daß das Licht der Sonne oder das Licht anderer weiß strahlender Körper absolut kein rein weißes Licht ist. Das Sonnenlicht können wir in sein sichtbares Farbenspektrum zerlegen, aus denen es besteht: Rot, Orange, Gelb, Gelbgrün, Grün, Hellblau, Dunkelblau, Violett. Eine Oktave, wie Vogt sagt, von den 10 Oktaven, die das Sonnenspektrum im ganzen hat. Außer dieser sichtbaren Strahlung besteht nämlich noch die größere, unsichtbare Strahlung, von der das Ultrarot 7 Oktaven einnimmt, das Ultraviolett aber 2 Oktaven. Und in dem großen Ultrarot macht man wieder eine Unterscheidung zwischen kurzwelligem und langwelligem Ultrarot. Die gesamten 10 Oktaven des Sonnenspektrums aber bewegen sich in Wellenlängen von 60000 $\mu\mu$ bis 100 $\mu\mu$, das sichtbare Spektrum zwischen 760 bis 400 $\mu\mu$, wobei $\mu = {}^1/_{1000}$ mm beträgt. Das bedeutet, daß unser Auge nur Strahlen als Licht empfinden kann, die kleiner sind als 0,0008, aber größer als 0,0004 mm. Unser menschliches Auge, das vollkommenste Organ, das man sich denken kann, sieht also nur ein Zehntel all der Strahlen, die von unserem großen Tagesgestirn ausgehen. Es sieht nicht die anderen 9 Oktaven, obwohl nachgewiesen ist, daß sie sich in Beugung, Brechung, thermischen und chemischen Eigenschaften genau so verhalten wie die sichtbaren Strahlen jener 1 Oktave. Es nimmt sie alle nicht wahr, obwohl mannigfache Versuche ergeben haben, daß das kurzwellige, ans sichtbare Rot angrenzende Ultrarot sowohl als auch ein Teil des Ultraviolett die Augenmedien zu durchdringen und somit zur Netzhaut zu gelangen vermag, ohne sie jedoch irgendwie in Reizzustand zu versetzen. Und doch ist diese selbe Netzhaut hinwieder für das sichtbare Licht das allerfeinste Meßinstrument, das von keinem anderen, künstlichen Meßinstrument jemals erreicht werden dürfte. Als Beweis dafür diene nur die Tatsache, daß unsere Netzhaut in dunkler Nacht auf Hunderte von Metern Entfernung noch das Licht einer gewöhnlichen Kerze wahrnimmt, während kein Instrument fähig ist, die Lichtintensität diese auch nur annähernd zu messen. Bei der Erwähnung der Netzhaut wollen wir uns noch merken, daß sich die lichtperzipierenden Elemente derselben, die Stäbchen und Zapfen, in die Aufnahme des Lichtes gewissermaßen teilen, indem die Zapfen den Tagesdienst versehen, die Stäbchen aber in der Nacht als Empfänger dienen. Deshalb ist auch die Macula lutea, der sog. gelbe Fleck, für das Sehen bei Tage besonders wichtig, weil hier nur die sonst in der Netzhaut mit Stäbchen gemischt vorkommenden Zapfen allein anzutreffen sind.

Nach diesen mehr einleitenden Bemerkungen betrachten wir nun zunächst die Wirkungen, die das Sonnenlicht mit seinem gesamten Spektrum auf unser Auge auszuüben vermag. Sie sind im allgemeinen sehr gering, da unser Auge über natürliche Selbstschutzvorrichtungen verfügt, die reflektorisch in Wirkung zu treten pflegen: Lidschluß bei intensiver Beleuchtung; vermehrte Tränenabsonderung, um die Hornhaut zu überspülen; Verengung der Pupille je nach dem Grade der Beleuchtung; Farbstoffansammlung in der Regenbogenhaut, die um so intensiver ist, je sonnenreicher die Gegend. All diese Schutzvorrichtungen treten in Tätigkeit bei den sichtbaren Strahlen. Schädigungen durch die ultraroten Strahlen des Sonnenspektrums sind nicht mit Sicherheit beobachtet worden. Vogt nimmt allerdings an, daß das Ultrarot jene dauernden Zerstörungen der Netzhautelemente in der Stelle des besten Sehens verursacht, wie man sie bei Sonnenfinsternissen an ungeschützten Augen nicht gar selten beobachtet hat. Andere Autoren wieder wollen diese als direkte Verbrennung auffassen, welche durch die sichtbaren Strahlen hervorgerufen werden. Der Streit wird unentschieden bleiben, solange nicht festgestellt werden kann, ob es sich um Verbrennung oder um eine sog. photochemische Umsetzung handelt. Immerhin haben wir ja auch zum Teil recht erhebliche subjektive Störungen, wenn wir einen Blick direkt in die Sonne werfen. Dann haben wir eine Zeitlang sog. Nachbilder, dunkle Flecken vor dem Auge, die das Sehvermögen erheblich stören, je nachdem, wie lange und wie intensiv die Einwirkung der Strahlung gewesen ist. Ganz anders tritt die Wirkung der ultravioletten Strahlen auf. Wer eine Hochgebirgswanderung gemacht hat, kann davon erzählen, wenn er mit ungeschützten Augen gewandert ist. Vielleicht ist er schleunigst verärgert umgekehrt. Wie im Hochgebirge, so auch an der See werden nämlich die ultravioletten Strahlen nicht durch die Atmosphäre so aufgesogen und können daher ihre Wirkung frei entfalten; hinzu kommt die Reflexion oft durch Schnee- und Eisfelder. Sie rufen dann den sog. Gletscherbrand hervor, Entzündung an der Haut des an diese Luft nicht gewöhnten Tiefländers, von der einfachsten Rötung bis zur Blasenbildung mit starker Belästigung für den davon Betroffenen. Waren die Augen nicht durch farbige Brillengläser geschützt, tritt die gefürchtete Schneeblindheit ein: Schwellung der Haut der Lider und des Gesichtes, Lidkrampf, lästige Bindehautentzündung, die aber nach neueren Forschungen nur aufzufassen ist als Begleiterscheinung einer oberflächlichen Hornhautverbrennung, die oftmals schwer zur Heilung zu bringen ist. Ich habe in meiner Praxis einen Kollegen wegen einer solchen in Behandlung gehabt, an der er schon länger als ein halbes Jahr laborierte, und die ihm und mir viel zu schaffen gemacht hat. Im allgemeinen pflegen aber diese Erkrankungen schnell und gutartig zu verlaufen.

Ähnlich wie das Sonnenspektrum verhalten sich auch alle anderen Lichtquellen. Neben den sichtbaren Strahlen enthalten sie die unsichtbaren, die in ihren Wirkungen denen des Sonnenspektrums gleichen, sie meist an Gefährlichkeit und Bösartigkeit aber noch übertreffen. Ihre Kenntnis ist für Sie, meine Herren, nun von besonderer Wichtigkeit. Wie ja auch der Erlaß des Reichsarbeitsministers Brauns vom 12. Mai 1925 besagt: „Zu den Betrieben, in denen gewerbliche Augenkrankheiten entstehen können, werden die Glashütten und die Betriebe gerechnet, in denen Versicherte der Einwirkung der Röntgenstrahlen oder anderer strahlender Energie ausgesetzt sind.“ Wir möchten in der Reihenfolge bleiben, die wir beim Sonnenlicht gewählt haben. Wir kommen also zu den Schädigungen durch ultrarote Strahlen. Hier hat Vogt unzweifelhaft ganz große Verdienste erworben. Er hat zunächst festgestellt, daß das langwellige Ultrarot schon an der Oberfläche des Auges absorbiert wird und höchstens bei großer Konzentration oberflächliche Verbrennungen auszulösen vermag, daß dagegen das kurzwellige Ultrarot die Augenmedien durchdringt und bis zur Netzhaut gelangt. In einer Reihe interessanter Untersuchungen und Versuche stellte er einwandfrei fest, daß auch dieses kurzwellige Ultrarot von der Linse absorbiert wird. Mithin mußte es für die Schädigungen dieser Linse auch in Betracht kommen. Damit werden zugleich die Vermutungen zunichte gemacht, die das Ultraviolett als Schädiger in Betracht zogen. Und wieder führten neue, schwierige Versuche, die er mit Hilfe seiner Assistenten anstellte, dazu, ein Verfahren zu erfinden, durch das die Herstellung von hochkonzentriertem, kurzwelligen Ultrarot gelang. Eine Schicht kalten, ständig zirkulierenden Wassers und eine Schicht konzentrierter Jod-Jodkalilösung filtrierten das Licht einer Kohlenbogenlampe so, daß beträchtliche Mengen von Ultrarot hindurchgingen. Mit Hilfe einer Sammellinse aus Kochsalzkristall ließ man es auf die Versuchsaugen der Tiere wirken. Störungen in der Pupillarmuskulatur, Entfärbung der Regenbogenhaut, Kammerwassertrübung und Startrübung der Linse wurden in allen Fällen beobachtet, neuerdings sogar auch schwere entzündliche und degenerative Veränderungen in den feinen Sehhäuten, in der Aderhaut und Netzhaut.

Ultrarot kann also wohl mit Recht als das schädigende Moment bei der Entstehung des sog. Glasbläserstares in Glashütten, bei Startrübungen in Gießereien, Hochöfen und Eisenwalzwerken angesprochen werden. Über diese Starbildung ist besonders in den augenärztlichen Zusammenkünften des vorigen Jahres gesprochen worden; über die Häufigkeit gehen die Ansichten etwas auseinander. Die Zahlen von Stöwer: in Hohlglashütten 11 %, in Preßglashütten 4 bis 6 %; und von Best: in Hohlglashütten 9,7 %, in Preßglashütten 2,7 % aller Glasbläser dürften wohl das Richtige treffen. Dieser Star bei Glasbläsern wird gewöhnlich nach dem 40. Jahre, meist zwischen dem 50. und 60. Jahre, gefunden. Best meint dazu, daß man sich denken müsse, die Arbeit vor dem Feuer ließe die Starbildung um 1 bis 2 Jahrzehnte früher eintreten. Der Star tritt zunächst auf dem Auge auf, das der Glut am meisten zugewandt ist. Charakteristisch und eigentümlich für diese Starform ist andererseits auch, daß sie zuerst in den hintersten Rindenschichten der Linse entsteht, ganz umgekehrt, wie es sonst beim gewöhnlichen Altersstare der Fall zu sein pflegt. Und das kommt daher, weil dieser hintere Pol der Linse am weitesten entfernt liegt von den Zu- und Abflußwegen des Auges, weil ihm das die vorderen Linsenteile bespülende Kammerwasser und die die peripheren Linsenteile schützende Regenbogenhaut fehlt. Es ist mit ziemlicher Sicherheit also anzunehmen, daß das Ultrarot für diese Starformen verantwortlich zu machen ist, da die glühende Glasmasse sowohl wie auch die anderen glühenden Massen eine ungeheure Menge Ultrarot ausstrahlen. Wir müssen aber auf Kosten dieses Ultrarot nach den positiven Versuchen auch andere Erkrankungen der tieferen Teile des Auges setzen, wie sie von verschiedenen Augenärzten beobachtet worden sind. Und diese sind oft auch recht erheblicher Natur gewesen.

Beim Sonnenspektrum haben wir gesehen, daß die sichtbaren Strahlen oft recht unangenehme Schädigungen im Gefolge haben können. Wenn wir nun auch Lichtquellen von solcher Intensität wie das Sonnenlicht kaum finden werden, so muß man doch annehmen, daß auch konzentrierte künstliche Lichtquellen ähnliche Erscheinungen auszulösen imstande sind. Jeder von uns kennt die vorübergehenden Blendungserscheinungen, Skotome, die nach dem Hineinblicken in Lichtquellen entstehen. Ebenso sind aber auch schwere Schädigungen in der Netzhaut, in der Stelle des besten Sehens, beobachtet worden. Vielleicht kommen hierbei kombinierte Wirkungen von Strahlen verschiedener Wellenlänge in Frage. Ich möchte ganz bestimmt einen Fall meiner eigenen Praxis auf solche intensive Blendung zurückführen.

Es handelte sich um einen jungen Chemiker, der einen Spinnprozeß gegen eine helle Lichtquelle zu beobachten hatte. Die Beobachtungsdauer schwankte zwischen 2 und 30 Minuten und wurde oft bei offenem Schauglase ausgeführt, wobei eine Temperatur von 90 bis 120^0 gegen das beobachtende Auge strömte. Es kam zu einer eigenartigen schweren Regenbogenhautentzündung, die aber zur Heilung gebracht werden konnte. Zwar sind solche Beobachtungen selten. Aber namhafte Autoren sprechen bei Erkrankung der Linse durch Strahlen z. B. von einer Mitbeteiligung des Strahlenkörpers, der doch aufs engste mit der Regenbogenhaut zusammenhängt. Schädigungen durch sichtbare Strahlen, wenn auch geringerer Natur, werden ja aber von Vogt und Birch-Hirschfeld zugegeben.

Die nächste Strahlengruppe sind die ultravioletten Strahlen. Und auf ihre Kosten kommen wohl die allermeisten und für die Praxis besonders wichtigen Strahlenschädigungen des Auges. Ich selbst habe in einer Arbeit kürzlich die Erfahrung aus meiner Industriepraxis niedergelegt und darauf hingewiesen; ich habe vor allem betont, daß meist oder wohl immer hinter den Erscheinungen der Bindehautentzündung sich oberflächliche Hornhautverbrennungen verbergen. Und unabhängig davon erschien jetzt eine Arbeit von Brons über ähnliche Beobachtungen mit denselben Bemerkungen, wie ich sie gemacht habe. Genau die gleichen Erscheinungen, wie sie die ultravioletten Strahlen des Sonnenlichtes nämlich im Hochgebirge und an der See verursachen, machen auch die ultravioletten Strahlen des elektrischen Lichtbogens. Und hier sind die Tierversuche Widmarks aus dem Ende des vorigen Jahrhunderts bahnbrechend gewesen; er hat durch ultraviolette Strahlen typische Erkrankungen der äußeren Augenhäute hervorgerufen. Eine ganze Reihe von Forschern machte sich danach an die Arbeit. Einige gerieten dabei auf Irrwege und führten allerhand Augenleiden auf Schädigung durch ultraviolette Strahlen zurück; so nahm vor allem auch van der Hoeve mit Bestimmtheit an, daß der Star auf Wirkung ultravioletter Strahlen zurückzuführen sei, welche Ansicht von vielen Autoren gleich bekämpft wurde. Er stellte sogar ganz verzwickte Theorien für die Entstehung dieses Stares auf. Näher darauf einzugehen, dürfte sich aber jetzt erübrigen, da die überzeugenden Befunde Vogts ganz andere und positive Ergebnisse, wie wir gesehen haben, gezeitigt haben. Danach müssen wir für Erkrankung der Linse in allererster Linie die ultraroten Strahlen verantwortlich machen. Andere Autoren aber haben die äußerst wichtigen Befunde Widmarks an Tieren auch an solchen experimentell nachgeprüft und sind zu denselben

Resultaten gekommen. So stellten Chotzen und Kutznitzky folgenden Befund fest: „Nach 5 Minuten langer Bestrahlung wurde nach 6 Stunden Auflockerung und Oedem der Bindehaut, nach 12 Stunden Abhebung des Hornhautepithels, Quellung der Hornhautlamellen, Zerfall der Hornhautkörperchen und Leukozytheninfiltration festgestellt.“ Entzündliche Veränderungen der tieferen Teile wurden nicht nachgewiesen. Dieser Befund ist äußerst wichtig und deshalb hier besonders hervorgehoben worden. Denn die gleichen Erscheinungen finden wir bei Strahlenschädigungen durch den elektrischen Lichtbogen, beim Schweißen, bei Hineinsehen in Filmsonnen, bei Bestrahlungen durch künstliche Höhensonne mit ungeschütztem Auge, bei Kurzschluß und anderem mehr. Man nennt die Erkrankung deshalb auch Ophthalmia electrica, d. h. eine Augenerkrankung, hervorgerufen durch Strahlenwirkung des elektrischen Lichtes. Ich will Ihnen, meine Herren, einige erläuternde Beispiele geben. Kürzlich kamen ein Monteur und zwei Arbeiter nachts zu mir in Behandlung, die bei der Ausschaltung einer Hochspannungsleitung an der Decke beschäftigt waren, was mittels $1^1/_2$ bis 2 m langer sog. Schaltstangen geschah. Dabei war durch Kurzschluß ein 6 Sekunden anhaltender Lichtbogen von etwa 1 m Länge an der Decke entstanden, mit etwa 2 m Abstand von den Augen der Leute. Nach 6 bis 8 Stunden konnten die Leute die Augen nicht mehr öffnen, da die Erscheinungen einen so hochgradigen Lidkrampf hervorgerufen hatten, sie wurden „blind“ zu mir gebracht. Ein Tropfen Kokain ließ die Augen öffnen und zeigte die oben geschilderten typischen Veränderungen. In wenigen Tagen war völlige Heilung eingetreten. Ich habe 1924 auch eine „doppelseitige Hornhautverbrennung durch künstliche Höhensonne“ in den „Klin. Monatsbl. f. Augenheilkunde“ beschrieben, die ebenso typisch war und ausgerechnet den Vorsitzenden einer Betriebskrankenkasse betraf, der vergessen hatte, bei der Bestrahlung die Schutzbrille aufzusetzen. Ich könnte die Reihe noch beliebig fortsetzen, habe aber zur Illustration nur diese typischen Fälle erwähnt, um Ihnen deren Wichtigkeit in der Praxis darzutun. Früher haben wir sicher manchmal in der grundlegenden Diagnose mangels genauer Untersuchungsapparate vorbeigeraten und haben solche Bindehautentzündungen nur schwer heilen können. Heute werden wir sofort die Diagnose Hornhautverbrennung mit begleitender Bindehautentzündung stellen und schnelle und gründliche Heilung erzielen. Wie ich schon erwähnte, sind diese Erkrankungen durch ultraviolette Strahlen von ganz besonderem Interesse für den praktischen Augenarzt. Sie haben aber nichts zu tun mit der bei Kurzschluß entstandenen, seltenen Starform, die vielmehr auf eine Verletzung der Linsenkapsel oder des Strahlenkörpers zurückgeführt werden muß, ebenso wie die durch Blitzstrahl entstandene.

Wir verlassen diese Strahlen und müssen noch die Schädigungen durch Röntgen- und Radiumstrahlen besprechen: der kürzesten

Strahlen, denn Röntgenstrahlen haben Wellenlängen von nur 0,00018 bis 0,0000087 μ! Ich möchte da zunächst die Worte Stocks, eines unserer bedeutendsten Augenärzte und akademischen Lehrers, erwähnen: „Die ganze Röntgenbehandlung ist noch so wenig in ihrer Wirkung bekannt, die ganze Art, warum und wie so wenig festgelegt, daß ich die größte Sorge habe, wenn ich an die Einrichtung dieser schematischen Röntgenlaboratorien denke." Ein Kommentar dazu ist überflüssig. Gott sei Dank wird bei uns in Deutschland im großen ganzen mit der nötigen Vorsicht auf diesem Gebiete gearbeitet. Deshalb beobachten wir auch verhältnismäßig wenig, schwere Schädigungen. Anders z. B. in Amerika, wo mir Leiter großer Augenkliniken sagten, daß sie vor allem schwere Erkrankungen des Linsensystems durch Röntgen- und Radiumstrahlen beobachteten. Wahrscheinlich liegt das am Außerachtlassen der Vorsichtsmaßregeln. Gleich nach der ersten Anwendung der Röntgentechnik in der Medizin wurde man darauf aufmerksam, daß an den der Röhre zugewandten Körperteilen sich eine gewisse Zeit hinterher eine Rötung und Schwellung der Haut, zum Teil sogar heftigere Entzündung zeigte. Genauere Untersuchungen ergaben, daß diese Strahlenarten die Zellkerne besonders im Stadium der Kernteilung schädigen, Gefäßveränderungen und andere Degenerationserscheinungen hervorrufen. Sie haben weiter ergeben, daß bei ihrer Anwendung an Augen von Versuchstieren je nach Intensität und Dauer der Bestrahlung mehr oder weniger schwere und langwierige Erkrankungen sich ausbildeten, von der schwer zu heilenden Bindehautentzündung, Hornhauterkrankung bis zur Erkrankung der tieferen Teile des Auges, ja sogar grünem Stare. Und wieder ist es unter vielen anderen Birch-Hirschfeld, der diesen Erkrankungen auf den Grund geht. Da leider manche Ärzte oder Leute, die mit Röntgenapparaten zu tun haben, immer noch die nötige Vorsicht außer acht lassen, kommen auch bei solchen ab und zu einmal recht unangenehme Erkrankungen vor. Ich habe in eigener Praxis in den letzten Jahren zwei Kollegen in Behandlung gehabt, die an sehr unangenehmen Hornhautverbrennungen mit Lidkrampf und dergleichen Symptomen litten und unfähig waren, ihre Praxis in der Zeit auszuüben. Gott sei Dank gelang nach der Erkennung des Grundleidens auch die schnelle Heilung. In dem einen Falle lag die Schädigung 6 Tage zurück, im anderen Monate, es hatte sich ein chronischer Reizzustand ausgebildet. Schwere Schädigungen habe ich selbst noch nicht danach beobachtet, sie sind aber mehrfach beschrieben worden. In allen diesen Fällen wird von Gefäßveränderungen gesprochen, die vielleicht auch den grünen Star hervorgerufen haben. Ganz spät, nach 1 bis 2 Jahren, hat man auch Star auftreten sehen. In einem Falle sind sogar nach 7 Jahren noch schwere Augenschädigungen beobachtet worden, die ebenfalls auf diese Strahlen zurückgeführt werden. Ganz selten und deshalb aber gerade erwähnenswert ist ein von Flaschenträger veröffentlichter

Fall, wo bei einer Frau, die wegen Brustkrebses mit Röntgenstrahlen behandelt wurde, durch abirrende Strahlen eine Hornhautgeschwür entstand, das innerhalb weniger Tage zum Verluste des Auges führte. Das ist aber wohl der schwerste bis jetzt beobachtete Fall.

Ich habe Ihnen bis jetzt in kurzen Zügen nach einleitenden Bemerkungen die schädigenden Wirkungen der Strahlenarten gezeigt, wie sie von unserem großen Tagesgestirn ausgehen und wie sie künstliche Lichtquellen in unser Auge senden. Damit abzuschließen, würde unbefriedigend sein, wenn ich Ihnen nicht zum Schlusse noch einige Ausblicke geben wollte. Größte Sorgfalt ist natürlich auch auf die Prophylaxe zu verwenden. Und in der Beziehung werden die Betriebe mit strahlender Energie sich des Rates ihrer Ärzte stets bedienen müssen, wie ich das bereits in einigen führenden Betrieben meines Wirkungskreises mit großer Genugtuung feststellen konnte. Neben ausgesprochenen Schutzmaßregeln wird man sich einen Stamm besten Arbeitermaterials allmählich durch Auswahl der Geeignetsten heranbilden und durch entsprechende Einteilung der Arbeit für deren Erhaltung Sorge tragen müssen. Über Schutzgläser gegen diese genannten Strahlenarten sollten Sie eigentlich in einem besonderen Vortrag unterrichtet werden. Da dieser aber nur Theoretisches bringt, möchte ich Ihnen kurz das für die Praxis Wichtige über Augenschutzgläser sagen. Es gibt natürlich noch keine Universalschutzbrille für alle Strahlenarten; ob sie jemals erfunden werden wird, ist eine andere Frage. Solange diese aber nicht gefunden ist, wird man zu den Schutzbrillen greifen, die wirklich bisher als Schutzmittel gegen die betreffenden Strahlenarten erkannt worden sind. Zweckmäßigerweise würde man die Schutzbrillen auch noch mit einem Seitenschutz versehen können. Die alten blauen und rauchgrauen Schutzgläser sind natürlich längst beiseite gelegt worden. Einen wirksamen Schutz gegen die Schädigungen durch ultraviolette sowie durch Röntgen-Strahlen gewähren die gelbgrünen Gläser der sogenannten Hallauer Färbung; besser aber noch sind die Umbralgläser von Zeiss, die in drei Stärken zu haben sind, mit 25%, 50% und 75% Absorption, und die den Vorteil haben, daß sie selbst in dieser dunkelsten Färbung die Farbtöne der Umgebung in nichts verändern. Dasselbe soll das von Birch-Hirschfeld empfohlene Geaphotglas von Leiber in Freiburg leisten. Alle diese Gläser verhindern auch die Blendung durch die hellsten leuchtenden Strahlen. Das Ultrarot soll durch die neuen sogenannten Urogläser von Zeiss unwirksam gemacht werden. Sie sind in der Wirkung wohl ziemlich identisch mit dem von Vogt angegebenen Eisenoxydalschutzglas. Bei der Gelegenheit möchte ich noch den interessanten Zufall erwähnen, der zur Erfindung dieses letzteren Schutzglases gegen ultrarote Strahlen führte. Vogt benutzte bei der Erzeugung von Staren in Kaninchenaugen einen Filterapparat, der auch eine konzentrierte

Jod-Jodkalilösung enthielt. Der Filterrahmen war aus Gußeisen. Mit der Zeit wurde der Filterrahmen durchlässig, und man fand, daß das Jod das Gußeisen angefressen hatte, so daß es in der Lösung nachgewiesen werden konnte. Diese Eisenlösung ließ aber die ultraroten Strahlen nicht mehr hindurch.

Und wie der Mensch gewaltigste Naturkräfte in seinen Dienst gezwungen hat, so wird er auch all die obenerwähnten Strahlen noch mehr wie bisher zu meistern wissen. Wir haben in Kliniken und Krankenhäusern überall musterhafte Apparate zur Verfügung, mit deren Hilfe, mit deren Strahlen wir viele Krankheiten erfolgreich bekämpfen. Auf diesem Wege werden wir in der Praxis und Wissenschaft weitergehen. Und hier sind es vor allem zwei große Gebiete, bei denen die Anwendung besonders der letzten Strahlenarten, der Röntgen- und Radiumstrahlen, Großes verspricht, das sind die bösartigen Geschwülste und die Tuberkulose. Ganz abgesehen davon, daß wir die Röntgenstrahlen in unserer Diagnostik, sowohl in der inneren Medizin, wie Chirurgie und anderen Gebieten, gar nicht mehr entbehren könnten. Es wird uns gelingen, die Schädigungen durch Lichtstrahlen auf ein geringstes Maß zu beschränken, so daß wir mit dem Dichter sagen können:

Wohltätig ist des Feuers Macht,
Wenn sie der Mensch bezähmt, bewacht!

Die Wirksamkeit der Augenschutzgläser und ihre Kennzeichnung.

Von Dr.-Ing. L. Bloch-Berlin.

Mit 6 Textabbildungen.

Das menschliche Auge ist von schädlichen Strahlen verschiedenster Art bedroht. Schon die Strahlen der Sonne können unserem Auge schaden, wenn sie in allzu reichlicher Menge es treffen. Es ist dabei nicht einmal notwendig, unmittelbar in die Sonne hineinzusehen, wie es bei einer Sonnenfinsternis häufig zu geschehen und mit unangenehmen Folgen verbunden zu sein pflegt. Auch das von Schnee und Eis in der reinen Luft des Hochgebirges zurückgestrahlte Sonnenlicht kann eine Augenschädigung in Gestalt der Schneeblindheit hervorrufen. Neben den allzu starken sichtbaren Strahlen können auch die unsichtbaren ultraroten und ultravioletten Strahlen das Auge schädigen. Die ultraroten Wärmestrahlen äußern sich beispielsweise in den Glaswerken beim Arbeiten an den Glasöfen in der Form des Glasmacherstars. Während dieser erst nach langer Arbeitszeit vorkommen kann, können die kurzwelligen ultravioletten Strahlen des elektrischen Lichtbogens bei Schweißarbeiten in ganz kurzer Zeit das ungeschützte Auge, wenn auch nicht dauernd, so doch vorübergehend, recht empfindlich schädigen.

Gegen alle diese verschiedenen Arten von Strahlen bilden die Augenschutzgläser ein wirksames und bei richtiger Anwendung auch ganz sicheres Schutzmittel. Sie werden schon seit sehr langer Zeit in den verschiedensten Farben und Durchlässigkeitsgraden angewandt. Meist ist aber eine große Willkür und Unsicherheit in der Benutzung der verschiedenen Arten von Gläsern festzustellen. Hauptsächlich rührt dies daher, daß es bisher an einer einfachen und zutreffenden Kennzeichnung des Verhaltens der Augenschutzgläser gegenüber den verschiedenen Strahlenarten fehlte.

Es gibt allerdings schon lange geeignete Meßverfahren zur Untersuchung der Durchlässigkeit der Gläser für die verschiedenen Arten von Strahlung. Nur war die Ausführung dieser Messungen recht umständlich, und die dafür erforderlichen Meßgeräte sind sehr teuer. Die exakte Messung beruht auf der Anwendung der Spektralphotometrie. Das in seine verschiedenen Farben zerlegte Licht wird der Reihe nach für die verschiedenen Spektralbezirke durch das zu untersuchende Glas geschickt und die Durchlässigkeit des Glases für die einzelnen Wellenlängen gemessen. Diese Spektralphotometer sind nicht nur für das sichtbare Gebiet ausgebildet, sondern auch für das langwellige Gebiet der Wärmestrahlen. Man muß hierbei zur Zerlegung des Lichts Prismen aus Flußspat oder Steinsalz an Stelle der nur für das sichtbare Licht ausreichenden Glasprismen benutzen. Für das kurzwellige ultraviolette Gebiet ist andererseits die Benutzung eines Quarzspektrographen, dessen Prisma aus Quarz besteht, erforderlich. Für alle drei Arten von Spektralapparaten

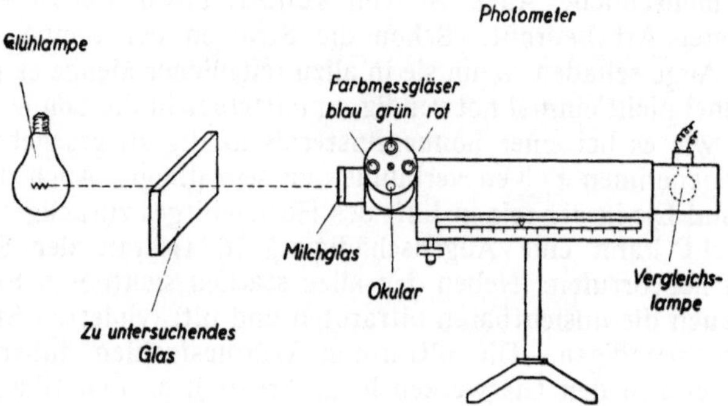

Abb. 1. Messung der Lichtdurchlässigkeit von Klargläsern.

kommen außerdem noch verschiedene Meßvorrichtungen in Betracht. Mit ihnen kann man Durchlässigkeitskurven für das ganze Gebiet der langwelligen, sichtbaren und kurzwelligen Strahlen aufnehmen. Je nach der Höhe der Durchlässigkeit in den verschiedenen Spektralgebieten kann man die Eignung des untersuchten Glases zum Schutze gegen ultrarote sichtbare und ultraviolette Strahlen beurteilen. Ebenso wie die Aufnahme dieser Kurven recht zeitraubend und mühselig ist, so ist auch ihre Beurteilung und Verwertung nicht ganz einfach. Zur raschen und bequemen Untersuchung und Kennzeichnung der Augenschutzgläser erweisen sich deshalb einfache Meßverfahren als unbedingt notwendig. Zum Teil sind diese Verfahren schon seit längerer Zeit verfügbar, und soweit dies noch nicht der Fall war, sind sie neuerdings ausgebildet worden.

Am einfachsten ist die Messung der Durchlässigkeit eines Augenschutzglases für das sichtbare Strahlungsgebiet. Man kann hierfür jedes Photometer benutzen (Abb. 1). Die Lichtstärke einer Lichtquelle, z. B. einer elektrischen Glühlampe, wird mit dem Photometer gemessen und alsdann das zu untersuchende Glas zwischen Lichtquelle und Photometer gesetzt. Das Verhältnis des hierbei sich ergebenden Messungswerts zu dem ohne Glas gemessenen ergibt unmittelbar die Durchlässigkeit des Glases für sichtbares Licht. An Stelle des Wertes der Durchlässigkeit benutzt man neuerdings vorzugsweise die Schwächungszahl, den negativen Logarithmus der Durchlässigkeit. Die Angabe der Schwächungszahl hat vor der Durchlässigkeit den Vorzug, daß man die Schwächungszahl für zwei aufeinandergelegte Gläser einfach durch Addition der Schwächungszahlen dieser beiden Gläser erhalten kann. In dieser Hinsicht ähnelt die Schwächungszahl dem Begriff der Dioptrie, der allen Augenärzten und Optikern schon lange geläufig ist. Die in Abb. 2 angegebene Doppelskala läßt den Zusammenhang zwischen Schwächungszahl und Durchlässigkeit erkennen. Außerdem sind hier die Bereiche der Schwächungszahlen im sichtbaren Gebiet für die hauptsächlich üblichen Augenschutzgläser für die verschiedenen Gebrauchszwecke angegeben.

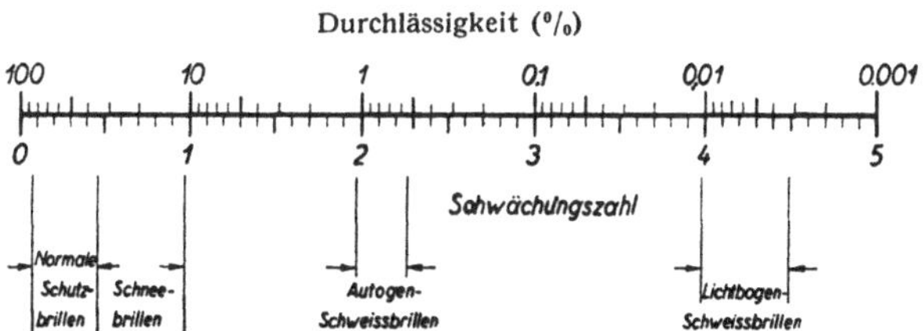

Abb. 2. Doppelskala für Durchlässigkeit (oben) und Schwächungszahl (unten).

Bei der Messung der Schwächungszahl für das sichtbare Gebiet mit Hilfe des Photometers kann man noch einen Schritt weiter gehen und an Stelle eines Wertes für das gesamte sichtbare Gebiet drei Einzelwerte der Schwächungszahl für die drei Spektralbereiche Rot, Grün und Blau mit dem Photometer messen. Auf diese Weise kann man nicht nur die Durchlässigkeit, sondern auch die Farbe des Glases kennzeichnen. Die Messung vollzieht sich in ebenso einfacher Weise wie die zuvor beschriebene. Man hat nur der Reihe nach vor das Photometerokular ein rotes, grünes und blaues Farbmeßglas zu setzen und mit diesem die photometrische Einstellung auszuführen. Zu dieser Messung dienen besonders ausgebildete Farbmeßgläser der Firma Schott und Genossen in Jena. Die Farbenmessung kann entweder mit einem gewöhnlichen Photometer oder auch mittels besonders hierfür ausgebildeter Farbenmesser ausgeführt werden. Man erhält auf diese Weise drei Werte für die Schwächungszahl und kann aus deren Größe ohne weiteres die Farbe des Glases entnehmen. Beispielsweise hat ein grünes Glas die kleinste Schwächungszahl in Grün, eine etwas größere in Blau und die größte in Rot. Die Farbenmessung und die Angabe der drei Schwächungszahlen gestattet eine genauere Kennzeichnung der Gläser für das sichtbare Gebiet. Für eine annähernde Kennzeichnung wird aber auch die Angabe der kleinsten der drei Schwächungszahlen in vielen Fällen ausreichen, wenn daneben noch die Farbe des Glases angegeben wird. Die hier geschilderte Kennzeichnung der Augenschutzgläser für das sichtbare Gebiet ist in den Vorschlägen des technischen Ausschusses für Brillenoptik (Tabo) bereits festgelegt und u. a. in der „Deutschen Optischen Wochenschrift" 1925, Heft 40, S. 613 und in „Licht und Lampe" 1925, Heft 23, S. 801, veröffentlicht. Diese Vorschläge sind bisher ohne Widerspruch geblieben und beginnen sich allmählich in den Gebrauch einzuführen.

Zu erledigen bleibt nur noch die Frage der einfachen Kennzeichnung der Wirksamkeit der Augenschutzgläser für das unsichtbare Gebiet. Nicht viel schwieriger als für das sichtbare ist die Lösung der Aufgabe für das ultrarote Gebiet der Wärmestrahlen. Wir besitzen in dem elektrischen Thermoelement ein gegenüber recht geringfügigen Wärmestrahlungen sehr empfindliches Gerät und

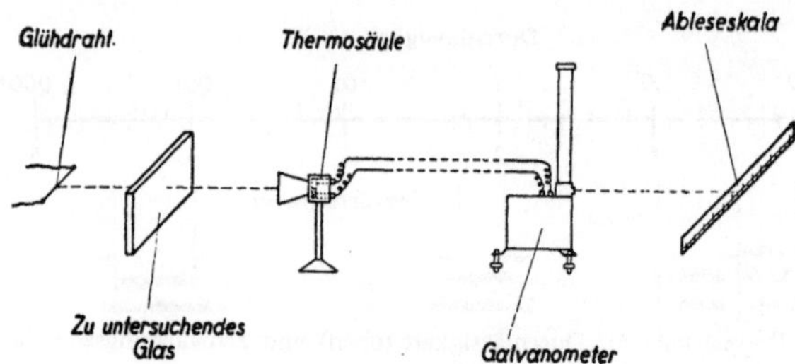

Abb. 3. Messung der Wärmedurchlässigkeit von Gläsern.

können die Änderungen in der elektromotorischen Kraft einer derartigen Thermosäule mit einem Spiegelgalvanometer zahlenmäßig feststellen. Auf diese Weise vollzieht sich die Messung der Durchlässigkeit von Gläsern für Wärmestrahlung ganz ebenso wie für sichtbare Strahlen, nur unter Benutzung anderer Meßgeräte. Die Meßanordnung ist aus Abb. 3 zu entnehmen. Als Quelle der Wärmestrahlen dient ein glühender Draht, der durch einen konstanten elektrischen Strom auf gleichbleibender Temperatur gehalten wird. Die von ihm ausgehende Wärmestrahlung trifft einmal unmittelbar und dann mit dazwischengeschaltetem Augenschutzglas auf die Thermosäule auf. Die beiden Ausschläge des Galvanometers ermöglichen die Berechnung der Durchlässigkeit oder der Schwächungszahl des Augenschutzglases für das ultrarote Gebiet, nachdem mittels einer Eichung der Meßanordnung die Abhängigkeit des Galvanometerausschlags von der dem Glühdraht zugeführten Energie festgestellt ist. Auf diese Weise kann man einen Durchschnittswert der Schwächungszahlen für das ganze ultrarote Gebiet erhalten. Auf die hierbei sich ergebenden Zahlenwerte soll weiter unten noch eingegangen werden.

Recht erhebliche Schwierigkeiten bereitet bisher die Messung und Kennzeichnung der Wirksamkeit der Augenschutzgläser für das ultraviolette Gebiet. Früher hierfür ausgebildete Meßverfahren waren nicht genügend einfach und gewährten keine volle Befriedigung. Neuerdings ist man auf diesem Wege dank der Ausbildung besonderer Gläser weitergekommen, die nur ultraviolettes Licht durchlassen und das sichtbare Licht so gut wie vollständig verschlucken. Wird dieses sog. Schwarzglas der Sendlinger Optischen Glaswerke vor eine an ultravioletten Strahlen reiche Lichtquelle, wie z. B. die Quarz-Quecksilber-Lampe, gesetzt, erhält man eine fast ausschließlich aus ultraviolettem Licht bestehende Strahlung. Sie ist in der Analysen-Quarzlampe der Quarzlampen-Gesellschaft in Hanau praktisch nutzbar gemacht worden. Das ultraviolette Licht der Analysen-Quarzlampe läßt Körper verschiedener Art in ganz eigentümlichem Fluoreszenzlicht erstrahlen, und man kann auf diese Weise mancherlei Unterschiede mit Leichtigkeit feststellen, die im sichtbaren Licht nicht bemerkt werden. Wird weißes Zeichenpapier mit dem ultravioletten Licht bestrahlt, so leuchtet es hell auf, obwohl es gar nicht von sichtbaren Strahlen getroffen wird. Bringt man nun zwischen die Ultraviolett-Lichtquelle und das Zeichenpapier ein Augenschutzglas, dessen Ultraviolettdurchlässigkeit geprüft werden soll, so wirft es einen Schatten auf das Zeichenpapier, und dieser erscheint um so dunkler, je geringer die Durchlässigkeit des Augenschutzglases für ultraviolettes Licht ist. Die Analysen-Quarzlampe und die Anordnung des zu untersuchenden Glases sowie der darunterliegenden Beobachtungsfläche ist aus der Abb. 4 zu entnehmen. Oben in dem Gehäuse befindet sich der Quarzbrenner und darunter das Schwarzglas, das die sichtbare Strahlung abschirmt. Der von dem zu untersuchenden Glas auf das Zeichenpapier geworfene Schatten kann mit den verschiedenen Stufen einer Grauskala von bekanntem Reflexionsvermögen verglichen und auf diese Weise festgestellt werden, mit welcher Stufe der Grauskala der Schatten des Glases übereinstimmt (Abb. 5). Aus dem Reflexionsvermögen der festgestellten

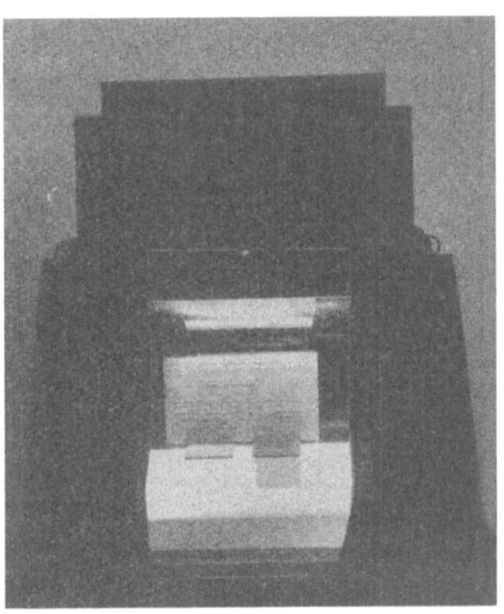

Abb. 4. Analysen-Quarzlampe zur Messung der Durchlässigkeit von Gläsern für ultraviolette Strahlen.

Graustufe und dem des unbeschatteten Zeichenpapiers läßt sich nunmehr die Durchlässigkeit und die Schwächungszahl des untersuchten Glases für die ultraviolette Strahlung ermitteln. Mit Benutzung eines hierfür geeigneten Photometers, z. B. des Polarisationsphotometers, kann man die Messung der Schattentiefe, und damit die Schwächungszahl der zu untersuchenden Gläser auch noch genauer durchführen, wo dies wünschenswert erscheint. Die so festgestellte Ultraviolett-Schwächungszahl gibt ebenfalls wieder einen Gesamtdurchschnittswert für die ultraviolette Strahlung, die von dem Schwarzglas durchgelassen wird. Sie erstreckt sich ungefähr bis 0,29 μ, also noch etwas weiter als das Maximum der Wirksamkeit der ultravioletten Strahlung auf die menschliche Haut, das bei etwa 0,30 μ liegt. An Stelle der Analysen-Quarzlampe können für diese

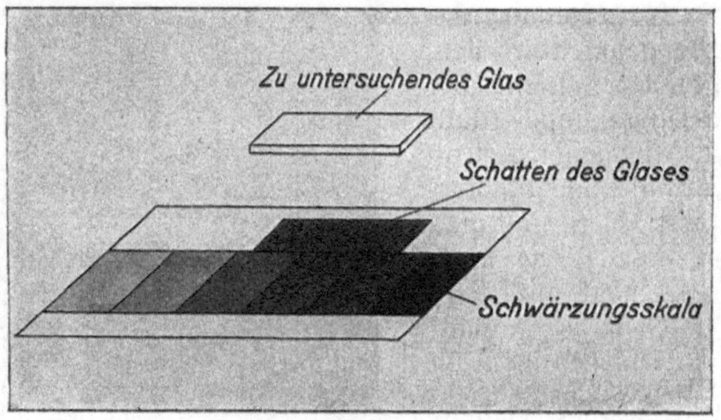

Abb. 5. Schwächungsskala zur Messung der Durchlässigkeit von Gläsern für ultraviolette Strahlen.

Messung auch mit dem Schwarzglas versehene andere Lichtquellen benutzt werden, die ultraviolette Strahlen aussenden. Die Quarzlampe ist aber wegen ihres großen Reichtums an ultraviolettem Licht, das nur geringen Schwankungen unterworfen ist, und wegen ihrer bequemen Handhabung die hierfür geeignetste Lichtquelle.

Das überraschend verschiedene Verhalten der Augenschutzgläser von verschiedener Farbe gegenüber dem ultravioletten Licht ist aus der Abb. 6 deutlich zu entnehmen. Hier ist auf der rechten Seite das Verhalten eines dunkelblauen und eines hellgelben Glases gegenüber sichtbarem Licht gezeigt, das von dem Quarzbrenner ohne zwischengeschaltetes Schwarzglas herrührt. Das dunkelblaue Glas wirft einen sehr starken Schatten, während der Schatten des hellgelben Glases kaum zu bemerken ist. Auf der linken Seite der Abb. 6 stehen dieselben beiden Gläser unter der Wirkung des ultravioletten Lichts. Hier ist der Schatten des gelben Glases schon recht kräftig; das dunkelblaue Glas wirft dagegen fast keinen Schatten und ist demnach für das ultraviolette Licht nahezu ganz durchsichtig. Ähnliche Erscheinungen zeigen sich auch bei anderen Augenschutzgläsern, und man kann von dem Verhalten gegenüber dem sichtbaren Licht durchaus nicht auf das Verhalten im ultravioletten Licht schließen.

Um auch noch zahlenmäßige Unterlagen für die Größe der Schwächungszahlen der gebräuchlichen Augenschutzgläser zu geben, wurden aus einer größeren Zahl von Untersuchungen 12 charakteristische Gläser herausgegriffen. Ihre Schwächungszahlen für ultrarotes, sichtbares ungefärbtes sowie rotes, grünes und blaues Licht, und ferner für ultraviolettes Licht, sind in den Spalten 3 bis 8 der nachstehenden Tabelle (S. 52) zusammengestellt. Da die

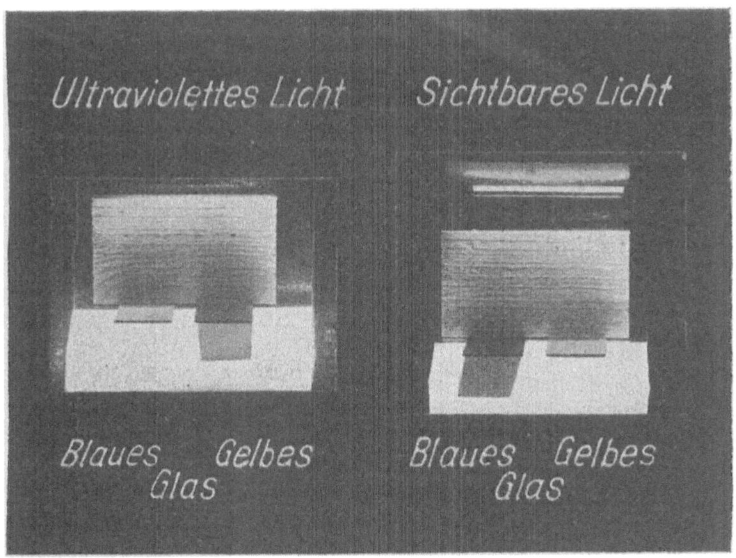

Abb. 6. Durchlässigkeit von Gläsern für das sichtbare und das ultraviolette Licht der Analysen-Quarzlampe.

Gläser zum Teil verschiedene Dicken zwischen 1,5 und 2,5 mm besaßen, sind alle gemessenen Schwächungszahlen auf 1 mm Glasdicke umgerechnet. Betrachtet man zunächst die Schwächungszahl für ungefärbtes Licht und für Rot, Grün und Blau, so sieht man, daß die erstere annähernd einen Mittelwert der drei letzteren darstellt. Bei den gelbgrünen Gläsern ist die Schwächungszahl für Rot am niedrigsten, bei den grünen die für Grün, und bei den beiden letzten blauen die für Blau.

Die in Spalte 3 angegebenen Schwächungszahlen für Ultrarot sind viel weniger voneinander verschieden als die für das sichtbare Licht. Die dunklen Gläser mit großer Schwächungszahl im sichtbaren Licht weisen auch eine größere Schwächungszahl im Ultra-

Zusammenstellung der Messungsergebnisse für Augenschutzgläser.

1	2	3	4	5	6	7	8
Glas Nr.	Farbe des Glases	Gemessene Schwächungszahlen bei 1 mm Glasdicke für					
		Ultrarot	Ungefärbtes Licht	Rot	Grün	Blau	Ultraviolett
11	Farblos	0,233	0,022	0,026	0,025	0,021	0,046
12		0,180	0,027	0,021	0,025	0,030	0,278
1	Grau	0,208	0,121	0,121	0,116	0,121	0,104
2		0,281	0,785	0,728	0,785	0,767	0,842
3	Gelbgrün	0,223	0,060	0,046	0,054	0,062	0,622
4		0,233	0,215	0,133	0,238	0,296	1,006
5		0,180	0,038	0,050	0,033	0,038	0,096
6	Grün	0,217	0,081	0,094	0,074	0,084	0,907
7		0,282	0,062	0,092	0,058	0,059	0,236
8		0,187	0,071	0,078	0,066	0,069	0,055
9	Blau	0,296	0,798	0,935	0,785	0,618	0,158
10		0,324	0,99	1,13	0,965	0,767	1,370

rot auf als die hellen. Dagegen ist die Farbe der Gläser für die Schwächungszahl im Ultrarot nur von geringem Einfluß. Daß die hier angegebenen, mit Thermoelement und Galvanometer ermittelten Schwächungszahlen das Verhalten der Gläser im ultraroten Gebiet zutreffend kennzeichnen, geht aus einem Vergleich mit den für dieselben Gläser spektrographisch aufgenommenen Durchlässigkeitskurven deutlich hervor (Näheres hierüber siehe „Deutsche Optische Wochenschrift", Jahrg. 1927, Nr. 40, S. 549).

In der letzten Spalte der Tabelle sind die Schwächungszahlen für das ultraviolette Gebiet enthalten. Sie wurden mit dem eben beschriebenen Meßverfahren mit Hilfe der Analysen-Quarzlampe und Benutzung eines Polarisations-Photometers ermittelt. Der große Unterschied in dem Verhalten der verschiedenen Gläser gegenüber ultravioletten Strahlen, der schon aus der Abb. 6 zu entnehmen war, geht aus diesen Zahlen noch deutlicher hervor. Die hier als Beispiel herausgegriffenen Werte umfassen einen sehr weiten Bereich von Schwächungszahlen und zeigen, wie wenig man von dem Verhalten im sichtbaren Licht auf das Verhalten gegenüber dem ultravioletten Licht schließen kann. Recht günstige Werte für die Schwächungszahlen bei verhältnismäßig geringer Schwächungszahl im sichtbaren Gebiet geben die gelbgrünen und grünen Gläser; auffallend niedrig sind dagegen die Schwächungszahlen der blauen Gläser 8 und 9. Bei größerer Schwächungszahl im sichtbaren Gebiet erreichen auch einzelne blaue und graue Gläser verhältnismäßig hohe Werte der Schwächungszahl im ultravioletten Gebiet, z. B. die Gläser 2 und 10. Auch bei ganz farblosen Gläsern kann die Ultraviolett-Schwächungszahl recht verschieden ausfallen, wie die Zahlenwerte der Gläser 11 und 12 zeigen.

Ein Vergleich der hier mitgeteilten Ultraviolett-Schwächungszahlen mit spektrographisch aufgenommenen Durchlässigkeitskurven ließ erkennen, daß die ermittelten Schwächungszahlen einen gut zutreffenden Rückschluß auf den Verlauf der Kurven zulassen. Insbesondere ist die Wellenlänge, bei der die Durchlässigkeitskurven einen raschen Abfall aufweisen, jeweils um so größer, je größer die nach dem einfachen Verfahren gemessene Ultraviolett-Schwächungszahl ausfällt (vgl. auch hierzu „Deutsche Optische Wochenschrift", Jahrg. 1927, Nr. 40, S. 549). Ein entsprechendes Verhalten wurde nicht nur bei den hier als Beispiel herausgegriffenen, sondern auch bei einer größeren Zahl noch weiterhin untersuchter Gläser festgestellt.

Durch die hier beschriebenen Verfahren zur Untersuchung und Kennzeichnung der Augenschutzgläser im sichtbaren und unsichtbaren Gebiet sind wir jetzt in die Lage versetzt, die Eigenschaften jedes Augenschutzglases auf einfache Weise zu prüfen und anzugeben. Man darf hoffen, daß hierdurch die Auswahl der für den jeweiligen Zweck geeignetsten Gläser erleichtert und die auch heute noch oft zu beobachtende Unsicherheit auf diesem Gebiete beseitigt wird.

Gewerbehygiene und Gewerbekrankheiten. („Handbuch der sozialen Hygiene und Gesundheitsfürsorge“, herausgegeben von **A. Gottstein, A. Schloßmann, L. Teleky,** Band II). Mit 56 Abbildungen. VIII, 816 Seiten. 1926. RM 54.—; gebunden RM 59.70

Der Band enthält u. a.:

A. Allgemeiner Teil: Gewerbehygienisches Arbeiten und Forschen. Von Gewerbemedizinalrat Dr. Ludwig Teleky-Düsseldorf. — Begriff, Diagnose, rechtliche Stellung der Berufskrankheiten. Verhütung gewerblicher Gesundheitsschädigungen. Von Gewerbemedizinalrat Dr. Ludwig Teleky-Düsseldorf. — Die Aufgaben des Arztes in der Durchführung der Gewerbehygiene. Von Gewerbemedizinalrat Dr. Ludwig Teleky-Düsseldorf. — Die gesetzliche Regelung des gesundheitlichen Arbeiterschutzes. Von Gewerbemedizinalrat Dr. H. Betke-Wiesbaden. — Die Gewerbeaufsicht in Deutschland. Von Geh. Regierungsrat Dr. R. Fischer, Senatspräsident im Reichsversicherungsamt, Potsdam. — Übersicht über die Internationale Gewerbeaufsicht. Von Professor Dr. Ernst Brezina-Wien. — Einfluß verschiedener Betriebsformen auf die Gesundheit der Arbeiter und das Entstehen der Gewerbekrankheiten. Von Dr. M. Epstein-München. — Wissenschaftliche Betriebsführung (Taylorsystem), Arbeitszeit, Arbeitspausen, Nachtarbeit. Von Professor Dr. Ernst Brezina-Wien. — Arbeit von Frauen, Kindern und Jugendlichen. Von Ministerialrat Professor Dr. Adolf Thiele-Dresden. — Beruf und Geschlechtsleben. Von Gewerbemedizinalrat Dr. H. Betke-Wiesbaden. — Allgemeine hygienische Gesichtspunkte bei der Anlage von Fabrikbauten. Von Professor Dr. Bruno Heymann-Berlin. — Hygiene des Fabrikbaues, der Beleuchtung, Lüftung und Heizung; Krankheits- und Unfallverhütung; Unfallhäufigkeit (Statistik). Von Geh. Regierungsrat Dr. R. Fischer, Senatspräsident im Reichsversicherungsamt, Potsdam. — Erste Unfallhilfe. Von Oberarzt Dr. E. Koch-Bochum.

Licht und Arbeit. Betrachtungen über Qualität und Quantität des Lichtes und seinen Einfluß auf wirkungsvolles Sehen und rationelle Arbeit. Von **M. Luckiesh.** Deutsche Bearbeitung von Ingenieur Rudolf Lellek, Witkowitz, C. S. R. Mit 65 Abbildungen im Text und auf zwei Tafeln sowie einer Farbmustertafel. X, 212 Seiten. 1926.

Gebunden RM 15.—

Leitfaden der Lichttechnik für Unterricht und Praxis. Von Professor Dr.-Ing. **W. Voege,** Elektrisches Prüfamt Hamburg. Mit 47 Abbildungen im Text sowie zahlreichen Tabellen und Beispielen. V, 80 Seiten. 1928. RM 4.50

Das Problem der Industriearbeit. Mechanisierte Industriearbeit, muß sie im Gegensatz zu freier Arbeit Mensch und Kultur gefährden? Von **Hugo Borst,** Kaufmännischer Leiter der Robert Bosch A.-G. — Die Erziehung der Arbeit. Von Dr. **W. Hellpach,** Staatspräsident und Professor in Karlsruhe. Zwei Vorträge, gehalten auf der Sommertagung 1924 des Deutschen Werkbundes. V, 70 Seiten. 1925. RM 2.—

Arbeit und Ermüdung. Von Professor Dr. **E. Atzler**-Berlin; Gewerbemedizinalrat Dr. **H. Betke**-Wiesbaden; Dr. **G. Lehmann**-Berlin; Professor Dr. **E. Sachsenberg**-Dresden, nebst Beiträgen von Medizinalrat Dr. **L. Ascher**-Frankfurt a. M., Dr. **Brieger**-Marburg a. d. L., Dr. **E. Simonson**-Frankfurt a. M. Mit 44 Textabbildungen und 9 Tabellen. IV, 91 Seiten. 1927. RM 4.80

Bildet Beiheft 7 zum „Zentralblatt für Gewerbehygiene und Unfallverhütung“, herausgegeben von der Deutschen Gesellschaft für Gewerbehygiene. — Die Mitglieder der Gesellschaft erhalten das Heft auf Bestellung direkt bei der Gesellschaft zu einem Vorzugspreis. — Den Beziehern des „Zentralblattes für Gewerbehygiene und Unfallverhütung“ wird es mit einem Nachlaß von 10°/o geliefert.